DR. PETRA SOMMER

MAN LEBT NUR TÄGLICH

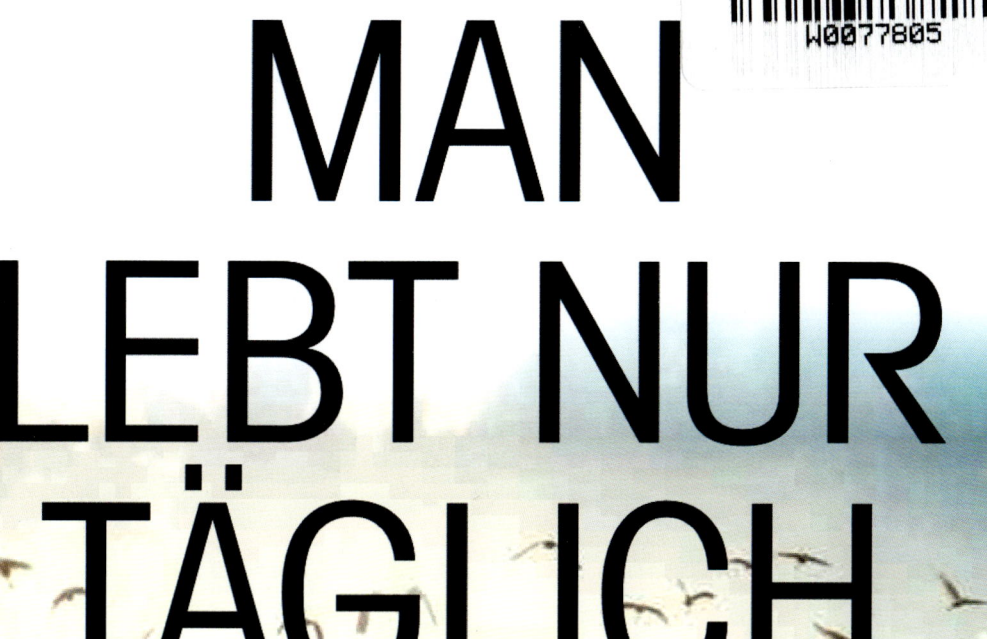

STRESSBEWÄLTIGUNG
BEWUSSTES LEBEN

Dr. Petra Sommer:

Man lebt nur täglich

Haiger, Nov. 2022

Coverdesign: Anja Zenkel, applefield – werbung und design

Lektorat: Die Karrektur | Text und Lektorat Dr. Ruven Karr

Fotos: herzlichen Dank an alle Fotografen für die freundliche Genehmigung.

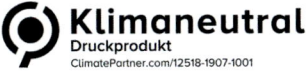

Klimaneutral
Druckprodukt
ClimatePartner.com/12518-1907-1001

ISBN: 9783000730023

Obwohl aus Übersichtsgründen in diesem Buch die männliche Form gewählt wurde, sind selbstverständlich alle Geschlechter gemeint.

Inhaltsverzeichnis

Vorwort

Als Ärztin einer Rehaklinik werde ich tagtäglich mit schweren Krankheiten und Tod konfrontiert und natürlich auch mit den damit verbundenen Ängsten und Sorgen.

Erstaunlicherweise stelle ich dabei immer wieder fest, dass es für die meisten Menschen nicht per se der Tod ist, vor dem sie Angst haben, sondern es ist vielmehr die Angst davor, bis dahin nicht wirklich gelebt zu haben. Und erstaunlicherweise bedauern die Menschen am Ende ihres Lebens gar nicht die fehlende große Veränderung in ihrem Leben, sondern das Fehlen der kleinen Highlights. So höre ich die folgenden Sätze sehr oft:

- Ich wünschte, ich hätte öfters etwas gemacht, was mir Spaß macht.

- Ich wünschte, ich hätte mir weniger unnütze Sorgen gemacht.

- Ich wünschte, ich hätte öfters gelacht.

- Ich wünschte, ich hätte mehr den Moment genossen.

- Ich wünschte, ich hätte häufiger ohne schlechtes Gewissen auf mich selbst gehört.

- Ich wünschte, ich hätte mehr Zeit gehabt oder diese intensiver genutzt.

- Ich wünschte, ich hätte mich öfters glücklich gefühlt.

- Ich wünschte, ich hätte das gemacht, was ich gut kann.

- Ich wünschte, ich wäre öfters mit den Menschen zusammen gewesen, die mir am Herzen liegen.

- Ich wünschte, mein Leben wäre aufregender gewesen.

Auf meine vorsichtige Frage, warum sie das nicht geändert hätten, kommt häufig zunächst der Satz „Das weiß ich auch nicht" – und dann nach einigem Zögern:

- Ich hatte zu viel Verpflichtungen und Verantwortungen.
- Ich wollte die große Veränderung, und als die nicht funktioniert hat, habe ich aufgegeben.
- Ich hatte zu viel Ängste.
- Ich habe immer gedacht: „Das mache ich später."
- Ich war zu sehr in einem immer gleichbleibenden Hamsterrad des Stresses.
- Ich habe mich nicht getraut.
- Ich habe immer auf die große Veränderung in meinem Leben gewartet.

Ganz besonders extrem sind die Aussagen bei Menschen, die seit vielen Jahren in einer sehr unglücklichen Beziehung leben oder die emotional oder körperlich misshandelt wurden beziehungsweise werden. Wenn ich diese Menschen frage, warum sie die sie schädigende Beziehung nicht beenden, erhalte ich fast immer die folgenden Antworten:

- Was sollen die Nachbarn / die Freunde denken.
- Das kann ich meiner Familie nicht antun.
- Mein Partner / meine Partnerin wird sich bestimmt ändern, wenn erst einmal dies oder jenes sich ändert.
- Dann müsste ich aus dem Haus ausziehen.
- Wer weiß, was danach kommt.

Erschreckend oft höre ich sogar diesen Satz: „Wissen Sie, Frau Doktor, aber das muss unter uns bleiben, ich wünschte mein Mann / meine Frau würde sterben, dann könnte ich ein neues Leben beginnen und wäre nicht schuld." Ist es nicht schlimm, dass man lieber den Tod eines Menschen in Kauf nimmt als das Risiko einer Veränderung.

Viele Menschen hoffen auf einen Schicksalsschlag, der ihr Leben verändert. Davor haben sie oftmals keine Angst; wohingegen sie unter einer schier erdrückenden Angst leiden, etwas, und wenn es nur etwas ganz Kleines ist, selbst zu verändern.

Eine von mir durchgeführte Umfrage unter meinen Patienten hat gezeigt, dass sich 93 Prozent kleine Abenteuer wünschen. Auf der anderen Seite minimieren sie aber ihr Abenteuer "Leben" so weit herunter, dass es maximal kontrollierbar, monoton und ohne Highlights ist. Sie vergessen oftmals, dass ein Abenteuer nicht nur deswegen so wichtig ist, weil es uns Glücksmomente beschert, sondern weil dieses kleine Abenteuer dafür sorgt, dass unser Leben nicht monoton ist. Es sorgt dafür, dass unser Leben aus dem für unseren Organismus so wichtigen ständigen Wechsel von positiven und negativen Reizen besteht.

Man lebt nur täglich – das ist das, was mich mein Beruf, die Krankheiten meiner Patienten sowie die Schicksalsschläge in meinem nahen Umfeld und die weltweiten Krisen gelehrt haben. Und deswegen habe ich mein Lebensmotto auch zum Titel des vorliegenden Buches gemacht.

Dabei soll dieses Buch nicht einer dieser Ratgeber sein, die einem versprechen, dass nach der Lektüre das Leben nur noch fantastisch ist und sich vollständig verändert hat. Nach dem Motto:

„10 tolle Tipps, die Ihr Leben von Grund auf verändern werden" oder „Mit diesen 15 Schritten werden Sie reich, glücklich und erfolgreich". Das ist sowieso nicht möglich, denn wir sind Individuen, und jeder hat seinen eigenen Weg zum Glück.

Es ist auch kein Buch, das Ihnen vorgaukelt, dass Sie ein neuer Mensch werden müssen. Denn auch das ist nicht möglich – und auch nicht nötig.

Es ist zudem kein Buch, das fordert, dass Sie Ihr ganzes Leben hinter sich lassen sollten oder dass Sie nur noch an sich denken sollten. Denn wir sind alle ein Teil der Gesellschaft.

Dieses Buch soll vielmehr die unterschiedlichen Formen des Stresses beleuchten, es soll Ihnen zeigen, wie oft Sie von Ihrem Gehirn manipuliert werden und es soll Ihnen dabei helfen, auf Ihre Stärken stolz zu sein. Ich möchte Ihnen verschiedene Ansätze zeigen, damit Sie Ihren eigenen individuellen Weg finden und nicht das Gefühl haben, dass Sie Ihr Leben nicht gelebt haben.

Und da ich weiß, dass auch das Lesen manchmal Stress bedeutet, habe ich immer nach einigen Seiten einen kurzen Anti-Stress-Tipp eingebaut. Ich habe diese Tipps „Entspannungstechniken to go" genannt.

Doch jetzt können Sie erst einmal überprüfen, wie sehr der negative Stress Ihr Leben blockiert.

Stress-Test

Der folgende Fragebogen ist im Institut für Immunbiologie mit Unterstützung von Professor Dr. Uhlenbruck entwickelt worden.

Bitte addieren Sie am Ende des Fragebogens Ihre Punktzahl. Die Auflösung erhalten Sie auf Seite 207

Stress-Test	ja	manchmal	nein
Sind Sie am Ende des Tages völlig erschlagen?	4	2	0
Ersticken Sie in Sorgen?	5	3	0
Sind Sie häufig niedergeschlagen?	5	3	0
Treiben Sie Sport?	0	2	5
Machen Sie Leistungssport?	5	3	0
Haben Sie Angst zu versagen?	4	2	0
Sind Sie lustlos und ohne Motivation	5	3	0
Trinken Sie Alkohol, um zu entspannen?	5	3	0
Machen Sie einmal im Monat etwas Verrücktes?	0	2	4
Haben Sie eine Autoimmunerkrankung (Rheuma, Neurodermitis, Morbus Crohn etc.)?	5	3	0
Haben Sie eine Schilddrüsenerkrankung?	2	1	0
Haben Sie eine andere schwere Erkrankung?	6	3	0
Leiden Sie unter Stimmungsschwankungen?	5	3	0
Sind Sie einsam?	4	2	0
Haben Sie gerade Ihren Partner verloren?	5	3	0
Lesen Sie den Beipackzettel von Medikamenten?	2	1	0
Haben Sie häufig negative Gedanken?	5	3	0

Stress-Test	ja	manchmal	nein
Haben Sie öfter als dreimal im Jahr eine Erkältung und dauert diese länger als eine Woche an?	2	1	0
Haben Sie Zeit für Ihr Hobby?	0	2	4
Haben Sie chronische Zahnentzündungen?	4	2	0
Leiden Sie an Allergien?	4	2	0
Fühlen Sie sich durch Ihre Arbeit gestresst?	6	3	0
Haben Sie Ihr Handy immer dabei?	4	2	0
Haben Sie hohe Ansprüche an sich selbst?	4	2	0
Fühlen Sie sich überfordert?	5	3	0
Sind Sie am Ende des Tages völlig erschlagen?	4	2	0
Ist Ihnen langweilig?	5	3	0
Machen Sie häufig mehrere Sachen gleichzeitig?	4	2	0
Haben Sie regelmäßig Spaß?	0	2	5
Unternehmen Sie regelmäßig etwas mit Ihren Freunden?	0	3	5
Essen Sie meistens in Hektik, was Ihnen gerade so unter die Finger kommt?	3	1	0
Würden Sie Ihr Leben noch einmal so leben?	0	3	5
Haben Sie manchmal das Gefühl, keine Luft zu bekommen?	4	2	0
Haben Sie einen erhöhten Puls?	4	2	0
Haben Sie einen erhöhten Entzündungswert (CRP)?	3	1	0
Leben Sie in einer glücklichen Beziehung?	0	3	5
Denken Sie, dass alles besser wird, wenn Sie einen anderen Job oder eine glücklichere Beziehung haben?	5	3	0

Stress-Test	ja	manchmal	nein
Wünschen Sie sich oft, dass der Tag noch mehr Stunden hat?	4	2	0
Haben Sie keine Lust auf Sex?	4	2	0
Haben Sie Schwierigkeiten, sich zu konzentrieren?	5	3	0
Fühlen Sie sich morgens ausgeschlafen?	0	2	5
Leiden Sie unter Panikattacken?	3	1	0
Leiden Sie unter Kopfschmerzen?	2	1	0
Haben Sie das Gefühl, Ihr Leben zieht an Ihnen vorbei?	5	3	0
Schaffen Sie regelmäßig Ihr Tagespensum?	0	1	3
Haben Sie traurige Gedanken?	5	3	0
Lachen Sie öfter als 20-mal am Tag?	0	3	5
Leiden Sie an Muskelkrämpfen oder Muskelverspannungen?	5	3	0
Sind Sie glücklich?	0	2	5
Haben Sie Schmerzen?	5	3	0
Leiden Sie unter Hormonstörungen?	4	2	0

Stresstheorien müssen neu überdacht werden

Als ich im Jahre 2017 zum Thema Stressbewältigung einen Artikel für den Fokus geschrieben habe, hatte ich im Vorfeld das Wort „Stress" bei Google eingegeben und erhielt 23.700.000 Treffer. 65 Prozent aller Deutschen fühlten sich laut damaliger Studienlage gestresst. Fehlzeiten aufgrund psychischer Erkrankungen waren in den vergangenen 15 Jahren um ca. 90 Prozent gestiegen. Jede zweite Arbeitsunfähigkeit war stressbedingt und hatte der deutschen Wirtschaft einen Verlust von 13,1 Milliarden Euro (Bruttowertschöpfung) beschert. [vgl. https://de.statista.com] Die WHO hatte damals ausgerechnet, dass Depressionen und Angststörungen der Weltwirtschaft jedes Jahr eine Billion US-Dollar kosten. Schon damals hat man sich gefragt, warum uns seit ein paar Jahren Stress so krank macht, obwohl man aus der Stressforschung weiß, dass die Menschheit ohne Stress schon lange ausgestorben wäre.

Das war 2017. Als ich 2022 mein Buch meinem Lektor gab, habe ich noch einmal das Wort „Stress" bei Google eingegeben. Nun erhielt ich 4.130.000.000 Treffer; das sind fast 175-mal mehr als im Jahr 2017. Und auch in meiner Praxis bemerke ich, dass der negative Stressfaktor immer relevanter bei der Entstehung von Krankheiten wird. Und dabei wird der innere beziehungsweise körperliche Stress oftmals noch gar nicht mitgerechnet, obwohl er meiner Meinung nach sogar einen ganz erheblichen Faktor darstellt, auf den ich später noch zu sprechen kommen werde. Natürlich spielen bei dieser negativen Entwicklung in puncto Stress die derzeit vorherrschenden Krisen (Corona-Pandemie, Klimakrise, Umweltkrise, Krieg) eine erhebliche Rolle. Trotzdem habe ich manchmal das Gefühl, dass diese äußeren Faktoren vielleicht als Brandbeschleuniger wirken, aber nicht die eigentliche Ursache für die vermehrte Stressbelastung der Gesellschaft sind. Ich habe vielmehr das Gefühl, dass den Menschen durch die äußeren Faktoren plötzlich bewusstwurde, dass das Leben und vor allem die schönen Seiten des Lebens nicht unendlich sind, und viele haben bemerkt, dass sie viel zu oft auf einen späteren, besseren Moment gehofft haben, anstatt täglich im Hier und Jetzt zu leben.

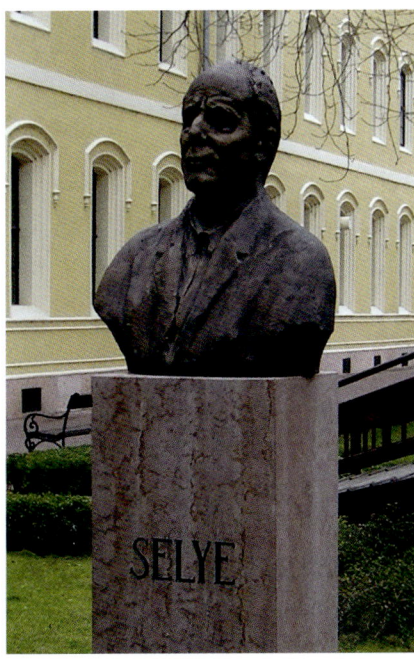

Schon 1950 publizierte der Mediziner Hans Selye seine Stress-Theorie. [vgl. Seyle, H. (1950)] Er definierte Stress als unspezifische Reaktion des Körpers auf eine von außen kommende Belastung, die das physiologische Gleichgewicht stört, wobei die belastenden Faktoren Stressoren genannt werden. Selye erkannte auch, dass man krank wird, wenn der Körper sich kontinuierlichem und starkem Stress anzupassen sucht.

Viel später erst erkannte man, dass Stress nicht nur von außen kommt, sondern dass auch zahlreiche Faktoren in unserem Körper uns stressen.

Doch es scheint auch eine positive Seite des Stresses zu geben. So hat über Millionen von Jahren der Stress die Menschen zu Hochleistungen geführt (im Leben, im Sport, im Beruf und in der Kunst). Stress mobilisiert in unserem Körper Power-Hormone, Heilungsmechanismen, Glückshormone, schmerzmittelindernde Stoffe usw. So zeigt eine Untersuchung aus den USA, dass Stress nicht unbedingt zu einer höheren Krankheits- und Sterberate führen muss, sondern sogar positiv wirken kann. [vgl. Keller, A. et al. (2012)]

Diese Forschungsergebnisse legten erstmals die Vermutung nahe, dass nicht der Stress per se krankmacht, sondern nur eine besondere Form des Stresses – der sogenannte Disstress (negativer Stress).

Man kam zu der Überzeugung, dass eine Mehrbelastung im Job, negative Freizeitüberbelastungen und die Überflutung mit Reizen die eigentliche und einzige Ursache für die zunehmende Stressbelastung der Bevölkerung seien. Die Folge dieser neuen Erkenntnisse waren zahlreiche Entschleunigungskurse, Work-Life-Balance-Seminare und Entspannungstherapien, die wie Pilze aus dem Boden schossen. Doch anstatt, dass die Stressbelastung des Einzelnen geringer wurde, wurde sie im Gegenteil immer lebensprägender. Das bemerkte ich nicht nur bei meinen Patienten in der Praxis, sondern eine erneute Eingabe des Wortes „Stress" im April 2020 – also kurz nach Beginn der Corona-Pandemie, aber noch deutlich vor den anderen oben genannten Krisen – bei Google ergab eine gigantische Steigerung auf 1.040.000.000 Treffer. Das war ernüchternd und gab für mich den Anstoß, das Phänomen Stress und seine Auslöser neu zu überdenken.

Durch die kurz darauffolgende Pandemie und die damit verbundenen Maßnahmen wurde die Reizüberflutung, die man bis dato für die erhöhte Stressbelastung verantwortlich gemacht hatte, zwangsweise drastisch minimiert. Und trotzdem oder gerade deswegen zeigten viel mehr meiner Patienten Symptome einer Stressüberbelastung. So gaben in einer von mir geleiteten Befragung an 500 Menschen 85 Prozent der Befragten an, sich extrem gestresst zu fühlen. Zahlreiche dieser von mir befragten Menschen zeigten Symptome eines Burn-outs, obwohl die üblichen Stressreize laut ihren eigenen Aussagen eher abgenommen hätten; ein weiteres Indiz, dass es dringend notwendig ist, die Ursachenforschung von Stress und dessen Bekämpfung neu zu definieren.

Wir haben es mit einer neuen Art von Stress zu tun, die von Monotonie, fehlenden Highlights, Ausweglosigkeit, sozialen Einschränkungen, Zukunftsangst und einem enormen Planungsaufwand geprägt ist. So wird es immer deutlicher, dass weder der Stress per se uns krank macht noch die Unterscheidung von Disstress und Eustress (negativem und gutem Stress) die zunehmende Stressbelastung unseres Alltags zu erklären vermag, sondern, dass es vielmehr ein Zusammenspiel von individueller Stresswertigkeit und der richtigen Balance zwischen Reizarmut und gezielten Reizen, zwischen Anspannung und Entspannung, zwischen Spaß und Ernst ist; und dass bei dem komplexen Thema Stressbewältigung – das haben die zwei Jahre der Pandemie deutlich gezeigt – die zunehmende Monotonie und die Verringerung von Highlights im Leben eine Schlüsselrolle spielen.

Immer wieder muss ich feststellen, dass es dabei irrelevant ist, auf welchem Level die Monotonie stattfindet, als Dauerstress oder als Dauerentspannung. Für den Menschen scheinen also gerade der Wechsel und die gezielt gesetzten Reize wichtig für das individuelle Wohlbefinden zu sein.

Auch ein Leben im Paradies ist auf
Dauer nicht erfüllend.

Stress – Gift oder Lebenselixier?

Stress ist kein modernes Phänomen, sondern vielmehr älter als die Menschheit an sich. Das ist wahrscheinlich auch der Grund dafür, dass unsere Körperreaktion auf Stress seit tausenden von Jahren immer gleich abläuft, egal, was der Stressauslöser ist.

Über Millionen von Jahren hat unser Körper sich perfekt darauf ausgerichtet, uns so effektiv wie möglich vor Gefahren zu schützen. Bei dieser ausgeklügelten Stressreaktion spielt unser Gehirn eine entscheidende Rolle. Und obwohl Stress heute meistens keine Gefahrensituation mehr ist, die uns nach dem Leben trachtet, hat sich die Stresskaskade in unserem Körper über die vielen Jahre nicht verändert. Noch immer sorgt die Stressreaktion dafür, dass unser Körper auf Flucht, Kampf oder Totenstarre eingestellt wird, und das innerhalb von Bruchteilen von Sekunden. Es ist also vollkommen egal, was die Stressreaktion auslöst, sie läuft immer noch nach dem gleichen uralten Muster ab. Diese Reaktion ist für den Körper seit Menschengedenken so überlebenswichtig, dass sogar die reine Vorstellung einer stressigen Situation die Reaktion auslöst.

Der „Startpunkt" für die Stressreaktion ist eine kleine Hirnregion, bestehend aus zwei sogenannten Mandelkernen; medizinisch nennt man sie Amygdala. Dieser mandelförmige Komplex von Nervenzellen befindet sich im unteren Bereich des Gehirninneren und gehört zum limbischen System, also zu dem Teil des Gehirns, der Emotionen verarbeitet.

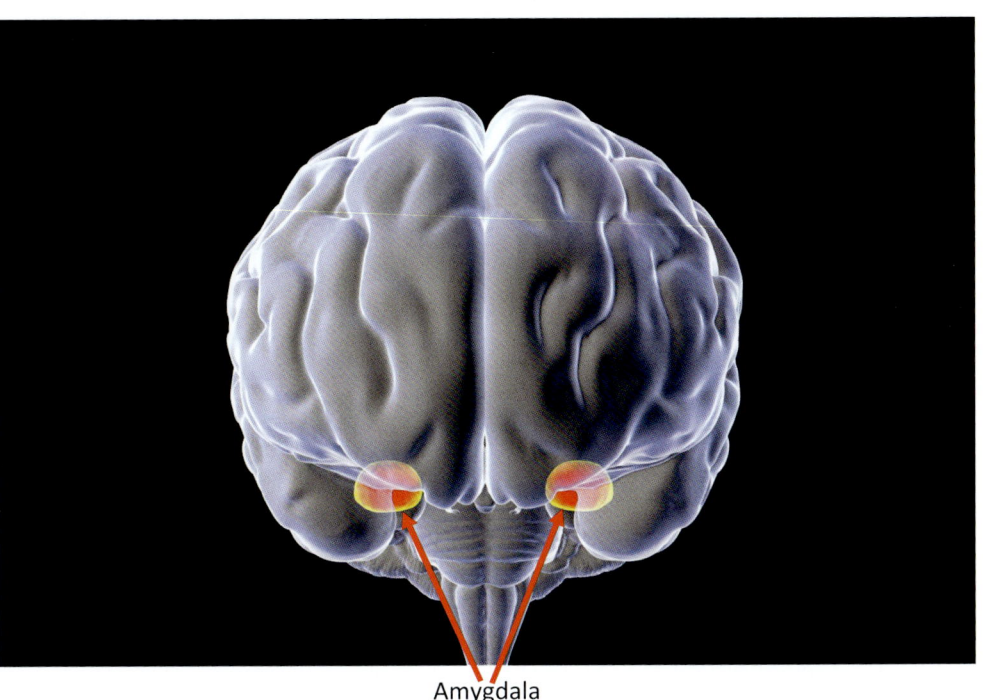

Amygdala

Die Amygdala „entscheidet" innerhalb von Bruchteilen von Sekunden, ob eine Situation stress- und angstauslösend ist und leitet dann bei Bedarf die entsprechenden „Schutzmaßnahmen" ein. Ist ihrer „Meinung" nach etwas neu oder gefährlich, geben ihre Nervenzellen wie wild Signale ab. Die Folge ist, dass wir wacher und aufmerksamer werden. Faszinierenderweise geschieht dies bevor wir die Situation selbst bewusst wahrgenommen haben. Hat die Amygdala dann das „Gefühl", dass die Situation unkontrollierbar ist, wird ihre Nervenaktivität so stark, dass sie eine Stresskaskade in Gang setzt. Es beginnt der Einsatz eines wahren Power-Hormon-Cocktails, der den Körper auf Flucht, Kampf oder Totenstarre einstellt. Hierfür leitet die Amygdala zwei Stressautomatismen ein: die schnelle und die zeitverzögerte Reaktion.

Der schnellere Weg läuft über das sogenannte sympathische Nervensystem. Über dessen Nervenstränge im Rückenmark gelangt die Information „Achtung Gefahr" sehr schnell zum Mark der Nebenniere. Die Nebenniere hat dabei eigentlich nichts mit der Niere zu tun, sondern sie sitzt nur wie eine kleine Kappe oben auf der Niere und wird deswegen Nebenniere genannt. Das Nebennierenmark setzt sofort das Hormon Adrenalin und ein wenig von dem Botenstoff Noradrenalin frei. Diese Stoffe sorgen dann dafür, dass

A. mehr Blutzucker (Glukose) freigesetzt wird, denn dieser ist für die Muskeln das, was der Treibstoff fürs Auto ist, nämlich Energie,

B. sich Puls und Blutdruck erhöhen, damit durch einen schnellen und kräftigen Herzschlag die Glukose möglichst schnell zu den Muskeln gelangt,

C. sich die Muskeln anspannen.

Dass diese Reaktionen innerhalb von wenigen Millisekunden ablaufen, war vor Urzeiten absolut überlebenswichtig, denn wenn der berüchtigte Säbelzahntiger erst einmal im Sprung war, konnte jede vergeudete Sekunde tödlich sein.

Etwa 20 bis 30 Minuten später wird von der Amygdala ausgehend die langsame Stressreaktion gestartet. Hierbei handelt es sich um einen wahren Hormon-Domino-Effekt, der im Hypothalamus (eine Struktur im Zwischenhirn) beginnt. Dieser schüttet im Moment der Gefahr das Corticotropin-releasing-

Hormon (CRH) aus, das wiederum die Hirnanhangdrüse (Hypophyse) anregt. Diese schüttet daraufhin das Adrenocorticotropin-Hormon (ACTH) aus. Dieses gelangt dann mit dem Blut zur Rinde der Nebenniere, die daraufhin das Stresshormon (Cortisol) auszuschüttet. Cortisol ist in Stresssituationen ein lebenswichtiger Stoff und wirkt wie ein Aufputschmittel.

1. Es kurbelt den Kohlenhydrathaushalt an, indem es die Glukoseproduktion (Zuckerproduktion) in der Leber fördert, damit die Muskeln und das Gehirn, die keine Energiespeicher haben, genügend Power bekommen, und

2. es greift in den Fettstoffwechsel ein, indem es die lipolytische Wirkung (Mobilisierung von Depotfett) fördert.

Stressreaktion

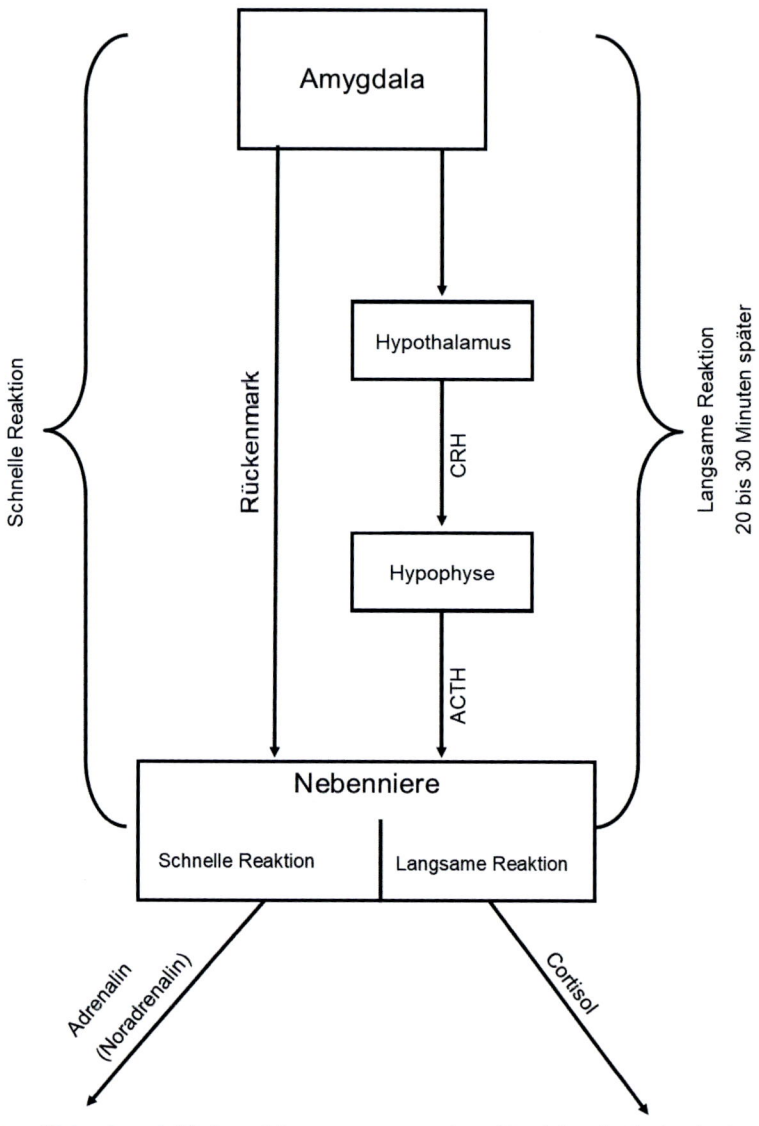

Schnelle Reaktion

Rückenmark

Amygdala

Hypothalamus

CRH

Hypophyse

ACTH

Langsame Reaktion
20 bis 30 Minuten später

Nebenniere

Schnelle Reaktion | Langsame Reaktion

Adrenalin
(Noradrenalin)

Cortisol

1. Blutzucker wird freigesetzt.
2. Puls und Blutdruck werden erhöht.
3. Muskeln spannen sich an.

1. Es wird mehr Zucker in der Leber produziert.
2. Depotfett wird mobilisiert.

Ebenfalls von großer Bedeutung bei der Bewältigung von Stressreaktionen scheint der Locus coeruleus (himmelblauer Ort) zu sein. Dabei handelt es sich um eine winzige Zellstruktur – nur etwa 15 Millimeter groß – tief unter der Großhirnrinde im Hirnstamm versteckt, die eine schwarze Pigmentierung hat und an der Hirnoberfläche bläulich durchschimmert. Obwohl diese Struktur so klein ist, ist sie ein weitverzweigtes Netz von Nervenfasern, das mit nahezu dem gesamten Gehirn verbunden ist. Ihre Nervenzellen produzieren eine große Menge des Botenstoffs Noradrenalin.

Das Noradrenalin regelt wiederum die Interaktion zwischen Stress und Emotionen und löst typische Stress-Reaktionen, die mit einem erhöhten Aufmerksamkeitslevel einhergehen, aus. Auch positive Lern- und Gedächtnisprozesse basieren auf einem gut funktionierenden Locus coeruleus.

Zusammenfassend kann man sagen, dass die Hormone und das sympathische Nervensystem in Zusammenarbeit mit ein paar körpereigenen Eiweißen und Botenstoffen früher wie heute in einem Stressmoment folgende Reaktionen im Körper auslösen:

a.   Die Atmung wird schneller und flacher.

b.   Es findet eine erhöhte Freisetzung von Zuckerspeichern im Körper und eine Steigerung der Blutzuckerbildung in der Leber statt, damit unsere Muskeln mehr Energie haben.

c.   Das Herz-Kreislauf-System wird leistungsfähiger, Puls und Blutdruck erhöhen sich, damit Sauerstoff und Zucker schneller zum Muskel gelangen.

d. Es findet eine Steigerung des Muskeltonus statt, damit der Muskel besser auf Kampf oder Flucht vorbereitet wird.

e. Steigerung der qualitativen und quantitativen Immunsystemleistung, damit man im Moment der Gefahr nicht krank wird und Wunden während eines Kampfes besser verheilen. Die Zahl der weißen Blutkörperchen, der Fresszellen sowie der natürlichen Killerzellen erhöht sich. Zusätzlich steigert sich deren Aktivität. Die spezialisierten Immunzellen wie die T-Lymphozyten teilen sich langsamer und bleiben somit länger aktiv.

f. Das Blut gerinnt leichter, damit durch eine Verletzung im Kampf der Blutverlust nicht so hoch ist.

g. Die Verdauungsfunktionen werden reduziert, um Energie zu sparen.

h. Die Libido, also das Verlangen nach Sex, wird reduziert, damit die gesamte Aufmerksamkeit auf den Feind gerichtet wird.

i. Man ist weniger schmerzempfindlich, damit man auch noch mit einer Verletzung weiterkämpfen oder weglaufen kann.

j. Man wird wacher, aufmerksamer und auf die Stresssituation fokussiert. Das objektive Urteilsvermögen leidet jedoch darunter.

k. Grundbedürfnisse werden ausgesetzt: Es wird weniger Wert aufs Essen und Trinken, auf körperliche Unversehrtheit und Gesundheit, auf Liebe und Freundschaft, auf Anerkennung, Kreativität, Selbstbestimmung, Freizeit, Kommunikation und Erlebnisse gelegt.

l. Es findet eine Mobilisierung von Fett-Energiereserven in den weißen Fettzellen (Lipolyse) und eine Steigerung der Wärmeerzeugung in den beigen und braunen Fettzellen (Thermogenese) statt.

l) Man braucht nicht mehr so viel Schlaf.

m) Die Reizwahrnehmung über die Sinnesorgane wird verstärkt.

[vgl. Olpe, H. R., Seifritz, E. (2014)] [vgl. McEwen, B. (2016)] [vgl. Liston, C. et al. (2009)] [vgl. Schulz, K.-H., Gold, S. (2006)] [vgl. Klengel, T. et al. (2012)] [vgl. Pongratz, G. (2021)]

Die Amygdala setzt jedoch nicht nur die Stressreaktion in Gang, sondern, sie sorgt auch dafür, dass der Hippocampus (eine sehr bedeutende Gedächtnisregion im Gehirn) sich den Stressauslöser genau einprägt, damit das nächste Mal, wenn wir in die gleiche Situation kommen, die Stressreaktion noch schneller ausgelöst wird. Das erklärt, warum Angst und Panik vor gewissen Situationen sich immer mehr steigern und warum man im Laufe des Lebens immer stressanfälliger wird.

Ist die Stresssituation vorbei, verringert sich die Freisetzung von Adrenalin und Noradrenalin. Der Körper kehrt in den Ruhezustand zurück. Wie lange es dauert, bis sich alle Reaktionen wieder normalisiert haben, hängt von der Menge und der Dauer des Stresses ab. So wie die Stressreaktionen im Moment der Gefahr absolut lebensnotwendig waren, so ist auch die Entspannung überlebensnotwendig, weil dabei wieder Energie gewonnen wird.

Doch nicht nur früher waren diese Stressreaktionen überlebensnotwendig, sondern auch heute noch gibt es Momente, in denen genau dieses fokussierte und schnelle Verhalten Leben rettet. Man könnte sogar bei einigen der genannten Reaktionen – wacher sein, geringeres Schlafbedürfnis, geringere Schmerzempfindlichkeit, schnellerer Stoffwechsel, besseres Immunsystemsystem, mehr rote Blutkörperchen, bessere Wahrnehmung über die Sinnesorgane – die Meinung vertreten, dass Stress das Beste ist, was uns passieren kann. Der eine oder die andere von Ihnen hat diesen Vorteil bestimmt schon bei sportlichen Wettkämpfen, in lebensrettenden Momenten oder in Prüfungssituationen bemerkt. Warum das aber nur die eine Seite der Medaille ist, wird nun im nächsten Kapitel beleuchtet.

Stress per se ist nicht negativ.

Chronischer Stress

Die Evolutionsforschung hat gezeigt, dass sich Menschen an akute Stresssituationen relativ gut angepasst haben; das heißt, wie bereits im vorangegangenen Kapitel erwähnt, die Menschheit hat biologisch ausgeklügelte Strategien entwickelt, um mit Stress effektiv und körperschonend umzugehen. Bei unseren Vorfahren folgte auf eine Flucht oder einen Kampf immer eine Zeit der Ruhe, das heißt, der Körper wurde nur für eine kurze Zeit in Alarmbereitschaft versetzt. Wenn körperliche Stressreaktionen jedoch über eine längere Zeit andauern, verkehren sich die ursprünglich selbsterhaltenden Reaktionen in ihr Gegenteil. Und genau das ist das Problem der heutigen Zeit, in der oft nicht kurzfristige Belastungen, sondern langanhaltende Stresssituationen den Alltag bestimmen. Die Folge ist, dass die vielen Hormone nicht durch die vermehrte körperliche Aktivität abgebaut werden. Es folgt ein Hormondauerbeschuss, der dann nicht mehr zu einer Steigerung der körperlichen und geistigen Leistungsfähigkeit führt, sondern letztendlich zu einem starken Energieverlust und einem Zusammenbruch des ausgeklügelten Systems. Die Amygdala wird größer, der Hippocampus und der präfrontale Kortex schrumpfen. Die Folge sind Erschöpfung und zahlreiche stressbedingte Erkrankungen.

Um dies zu verdeutlichen, habe ich im Folgenden die akute Stressreaktion der Dauerstressreaktion entgegengesetzt.

Akute Stressreaktion	Chronische Stressreaktion
Die Atmung wird schneller und flacher.	Eine flache Atmung kann auf Dauer zu Kurzatmigkeit, Kopfschmerzen und Verspannungen der Brustmuskulatur mit Schmerzen in der Brust sowie zu einer schlechteren Versorgung des Gehirns mit Sauerstoff führen. Normalerweise gelangen bei einer tiefen Einatmung pro Minute 50 bis 75 Liter Luft in den Körper. Bei einer flachen Atmung wird der Körper nur mit 7 bis 10 Litern versorgt. Es können subjektiv Atemnot und Erstickungsgefühle auftreten. [vgl. Lungenärzte im Netz]
Es findet eine erhöhte Freisetzung von Zuckerspeichern im Körper und eine Steigerung der Blutzuckerbildung in der Leber statt, damit unsere Muskeln mehr Energie haben.	Wenn der Zuckerspiegel im Blut zu hoch ist, stimuliert Cortisol (das Stresshormon) die Insulinproduktion der Bauchspeicheldrüse. Dies sorgt dafür, dass der Blutzucker in die Zellen der Muskeln, der Leber, der Nieren und des Fettgewebes gelangt. Bei einer Cortisol-Dauerreaktion führt dies aber auch zu einem Absinken des Blutzuckerspiegels. Dieses plötzliche Absinken kann zunächst zu unkontrollierten Heißhungerattacken führen, was langfristig zu einem Anstieg des Blutzuckerspiegels mit der Gefahr der Entwicklung eines Diabetes münden kann. [vgl. Melamed S., Shirom A., Toker S., Shapira I. (2006)]

Akute Stressreaktion	Chronische Stressreaktion
Mobilisierung von Fett-Energiereserven in den weißen Fettzellen (Lipolyse) und Steigerung der Wärmeerzeugung in den beigen und braunen Fettzellen (Thermogenese).	Dauert diese Wirkung des Noradrenalins zu lange an, können Adipozyten (bestimmte Zellen des Fettgewebes) die Wirkung von Noradrenalin abschwächen, indem sie es abbauen, bevor es an die Rezeptoren andocken kann. Die Fettzellen werden „resistenter" gegenüber der Stressreaktion. Je höher diese Resistenz ist, desto weniger werden sie stimuliert, ihr Fett abzugeben oder zu verbrennen. Das kann schließlich zu Übergewicht führen. Dieser Effekt wird noch durch das ständig erhöhte Cortisol verstärkt. [vgl. Hollstein, T. (2020)] Doch auch wenn es nicht zu einer Resistenz gegen Noradrenalin kommt, ist dies für den Körper nicht günstig, weil dann mehr freie Fettsäuren gebildet, als benötigt werden. Die Konzentration an Blutfetten steigt und die Folge sind Ablagerungen, sogenannte Plaques, an den Blutgefäßwänden. Also das, was man im Volksmund Arterienverkalkung nennt. Dieser Effekt wird durch einen Anstieg der stressbedingten Entzündungsparameter noch verstärkt. [vgl. Heidt, T. et al. (2014)]

Akute Stressreaktion	Chronische Stressreaktion
Das Herz-Kreislauf-System wird leistungsfähiger, Puls und Blutdruck erhöhen sich, damit Sauerstoff und Zucker schneller zum Muskel gelangen.	Bei dauerhaft erhöhtem Blutdruck und Puls steigt das Risiko für Herzinfarkt, Herzrhythmusstörungen, Herzrasen, Schwindelgefühl und andere Herz-Kreislauf-Erkrankungen. In Fachkreisen spricht man hier von sogenannten „stressassoziierten kardiovaskulären Erkrankungen". [vgl. Song, H. et al. (2019)]
Es findet eine Steigerung des Muskeltonus statt, damit der Muskel besser auf Kampf oder Flucht vorbereitet wird.	Durch die Stresssignale spannt sich die Muskulatur an. Bleiben der Stress und die damit verbundene Anspannung jedoch über einen längeren Zeitraum bestehen, kommt es häufig zu schmerzhaften Daueranspannungen von Schulter-, Nacken-, Kiefer– und Rückenmuskulatur. [vgl. Devereux, J. et al. (2004)]
Eine stärkere Blutgerinnung, damit durch eine Verletzung im Kampf der Blutverlust nicht so hoch ist.	Auf Dauer führt dies jedoch zu einem erhöhten Risiko für Blutgerinnsel (Thrombosen) und steigert so das Herzinfarkt- und Schlaganfall-Risiko.
Die Libido verringert sich, damit die ganze Aufmerksamkeit auf den Feind gerichtet wird.	Langfristig kann dies zu schweren sexuellen Störungen führen. Cortisol hemmt die Testosteron-Ausschüttung. Die Libido bei Männern und Frauen sinkt. Bei Frauen ist häufig der Menstruationszyklus gestört. [vgl. Hartmann, U. (2000)]

Akute Stressreaktion	Chronische Stressreaktion
Es findet eine Steigerung der qualitativen und quantitativen Immunsystemleistung statt, damit man im Moment der Gefahr nicht krank wird. Die Zahl der weißen Blutkörperchen, der Fresszellen und der natürlichen Killerzellen erhöht sich. Zusätzlich steigert sich deren Aktivität. Die spezialisierten Immunzellen wie die T-Lymphozyten teilen sich langsamer, wodurch sie länger aktiv bleiben.	Durch die dauerhafte Cortisolproduktion – ähnlich wie die längere Einnahme des synthetischen Cortisons – wird sowohl die unspezifische als auch die spezifische Immunabwehr geschwächt. Die Zahl der Immunsystemzellen sinkt. Die natürlichen Killerzellen sind weniger aktiv, die T-Lymphozyten teilen sich langsamer und Krankheitserreger haben ein leichtes Spiel. So entstehen zum Beispiel durch Herpes-Viren, die in unserem Körper leben und die das Immunsystem normalerweise gut im Griff hat, Herpes-Bläschen. Insgesamt wird man bei langanhaltendem Stress anfälliger für Infekte; es treten vermehrte Entzündungen im Körper auf und Wunden heilen langsamer. Hautkrankheiten, wie Neurodermitis, Schuppenflechte und Nesselsucht, entstehen oder verstärken sich. [vgl. Hoc, S. (2003)] Die Forschung der Psychoneuroimmunologie hat sogar gezeigt, dass Impfungen bei dauerhaft gestressten Menschen schlechter als bei anderen wirken. [vgl. Madison, A. et al. (2021)]
Grundbedürfnisse werden ausgesetzt.	Welche Auswirkungen das auf lange Sicht hat, kann sich wahrscheinlich jeder vorstellen.

Akute Stressreaktion	Chronische Stressreaktion
Man wird wacher, aufmerksamer und auf die Stresssituation fokussiert. Das objektive Urteilsvermögen leidet jedoch.	Da wir im Stressmoment eine verschärfte Aufmerksamkeit für Bedrohliches haben, sind wir auch empfänglicher für negative Emotionen. Auf einen leichten Anstieg des Cortisols im Körper reagiert der Hippocampus zunächst mit einer Leistungssteigerung. Ein Zuviel an Cortisol ist aber auf Dauer zellschädigend. Um dies jedoch zu verhindern, schaltet der Hippocampus sich regelrecht ab, wie Prof. Dr. de Quervain, Universität Basel, zeigen konnte. [vgl. Quervain, D. de (2016)] Es kommt zu dem klassischen Blackout, den viele Menschen in Prüfungssituationen schon leidvoll erlebt haben. Ist die Stresssituation vorbei und der Cortisolspiegel sinkt, schaltet sich der Hippocampus wieder an – der Blackout ist vorbei und man kann sich wieder an alles erinnern. Chronischer Stress hat auch eine negative Auswirkung auf das Langzeitgedächtnis. Des Weiteren wird es unter Dauerstress zunehmend schwierig, sinnvolle Entscheidungen zu treffen, das objektive Urteilsvermögen leidet. Bei sehr langen Stresssituationen kann es sogar zu einem Verlust von Gehirngewebe kommen. [vgl. Burkart, M .(2019)]

Akute Stressreaktion	Chronische Stressreaktion
Es findet eine Reduktion der Verdauungsfunktion statt, um Energie zu sparen.	Bei Dauerbelastung können daraus Bauchschmerzen, Appetitlosigkeit, Verstopfung oder Durchfall, Blähungen, Übelkeit und Erbrechen resultieren. Durch die vermehrte Anzahl an Stresshormonen produziert der Körper mehr Magensäure, die Folge sind oftmals Sodbrennen und Magengeschwüre. Darüber hinaus konnte wissenschaftlich nachgewiesen werden, dass Dauerstress zu einer Veränderung der Darmflora führt: Die guten Bakterien verschwinden und machen Platz für krankmachende. [vgl. Clark, A., Mach, N. (2016)]
Es findet eine Verringerung der Schmerzempfindlichkeit statt, damit man auch noch mit einer Verletzung weiterkämpfen oder weglaufen kann.	Dieses Phänomen hat letztendlich zwei nachteilige Wirkungen: Erstens spürt man dadurch im akuten Moment nicht, wenn man seinem Körper zu viel zumutet, das heißt, man spürt nicht den Zeitpunkt, wann aus dem noch guten Stress krankmachender wird, und zweitens kommt es durch die Hormonbombardierung mit Stresshormonen und durch die Reduktion von Serotonin (dem Glückshormon) zu einer Umkehrung dieses Phänomens; aus einer Schmerzunempfindlichkeit wird eine Schmerzüberempfindlichkeit. [vgl. Flor, H., Kamping, S. (o. J.)] [vgl. Sudhaus S. et al. (2015)]

Akute Stressreaktion	Chronische Stressreaktion
Das Schlafbedürfnis wird herabgesetzt.	Die Folge sind zunehmende Schlafprobleme mit Tagesmüdigkeit, was wiederum zu einem stärkeren Stressreiz aufgrund des Schlafmangels am nächsten Tag führt. Es kommt zu einem Teufelskreis. [vgl. Brand, S. et al. (2010)]
Die Reizwahrnehmung über die Sinnesorgane wird verstärkt.	Auf Dauer bewirkt Stress durch die hohen Mengen an Cortisol eine Verschlechterung der räumlichen Wahrnehmung. Des Weiteren kann es zu einem Tinnitus (man hört Geräusche, die nicht von außen kommen) oder zu einem Hörsturz (Verlust des Hörvermögens) kommen. Die vermehrte Sinneswahrnehmung über die Augen kann zu einer starken Lichtempfindlichkeit führen. Im Allgemeinen können bei Dauerstress die stärker wahrgenommenen Reize wiederum selbst zu Stressreizen werden, so dass der Stresslevel sich sogar durch normale Licht-, Geräusch- oder Geruchsreize weiter verstärkt. [vgl. Paul, M. et al. (2016)]

Zu den oben genannten körperlichen Symptomen kommen noch zahlreiche psychische und psychosomatische Symptomatiken:

- innere Anspannung und Unruhe

- Konzentrationsschwierigkeiten

- Nervosität

- Reizbarkeit

- Unzufriedenheit

- Angst und Wut

- Depressionen

- verminderte Konzentration und Aufmerksamkeit

- vermindertes Selbstwertgefühl und Selbstvertrauen

- Gefühl von Wertlosigkeit

- negative und pessimistische Gedanken

- Panikattacken

- Schweißausbrüche

- Gefühl von Schwindel und Benommenheit oder das Gefühl, in Ohnmacht zu fallen

- Hitzewallungen oder Kälteschauer

- Beklemmungsgefühl in Hals oder Brust

- emotionaler, geistiger und körperlicher Erschöpfungszustand (Burn-out)

- Lustlosigkeit

- Gereiztheit

- Angst zu versagen

- Motivationslosigkeit

- Stimmungsschwankungen

All das zeigt, dass wir biologisch nur für kurzfristige Stressbelastungen ausgestattet sind. Bei andauernder Belastung verliert unser Organismus die Fähigkeit zur Selbstregulation. Dabei fällt die Vielzahl an täglichen kleineren Belastungen hinsichtlich ihrer schädigenden Wirkung stärker ins Gewicht als einmalige große Schicksalsschläge. Und weil wir unter Stress besonders empfänglich für negative Eindrücke sind, schaukelt sich die Stresssituation von Tag zu Tag höher. Es wird zunehmend schwieriger, positive Gefühle zu entwickeln und unsere inneren Energiereserven zu füllen.

Ich denke, bevor Sie nun weiterlesen, brauchen Sie erstmal eine kleine Auszeit. Deswegen kommt nun die erste Entspannungstechnik „to go".

Hände mit warmem / kaltem Wasser waschen

Mit der 1. Entspannungstechnik „to go" lernen Sie einen Aspekt der chinesischen Pulsdiagnostik kennen. Mit deren Hilfe wird in der Traditionellen Chinesischen Medizin (TCM) die rechte und linke Arteria radialis am Handgelenk auf ihre Pulsqualität hin untersucht. Über das Ertasten der Pulsqualität an den jeweiligen Pulsstellen erhält der geschulte Diagnostiker nicht nur Informationen über die Qualität des Krankheitszustandes, sondern vor allem auch wichtige Hinweise auf den energetischen Gesamtzustand des Menschen. Unter anderem kann man damit auch die Aktivität des Vagus-Nervs (Entspannungsnerv) messen. Umgekehrt kann man aber auch über das Handgelenk den Vagus-Nerv stimulieren. Dies funktioniert besonders gut, wenn man die entgegengesetzte Außentemperatur verwendet, das heißt, an warmen Tagen sollte man kaltes Wasser und an kalten Tagen warmes Wasser 30 Sekunden über die Innenseite des Handgelenks laufen lassen.

Der Nocebo-Stress

Den Placebo-Effekt kennt wahrscheinlich jeder: Ein Medikament wirkt positiv, schmerzlindernd beziehungsweise gesundmachend, obwohl es gar keinen Wirkstoff enthält. Es wirkt nur deshalb, weil wir überzeugt sind, dass das Medikament gut und effektiv ist. Die positive Wirkung entsteht also einzig und allein in unserem Kopf. Diesen Effekt kennt man aber nicht nur von Scheinmedikamenten, sondern auch in zahlreichen anderen Situationen, in denen allein der positive Gedanke ausreicht, dass auch genau das passiert, was erwünscht wird. Während ich diese Zeilen schreibe, findet gerade die Winterolympiade statt. Und viele der Athleten erzählen nach ihrem Sieg nicht von ihrem körperlichen Training und ihrer körperlichen Fitness, sondern von ihrem Mental-Training, ihrer mentalen Fitness.

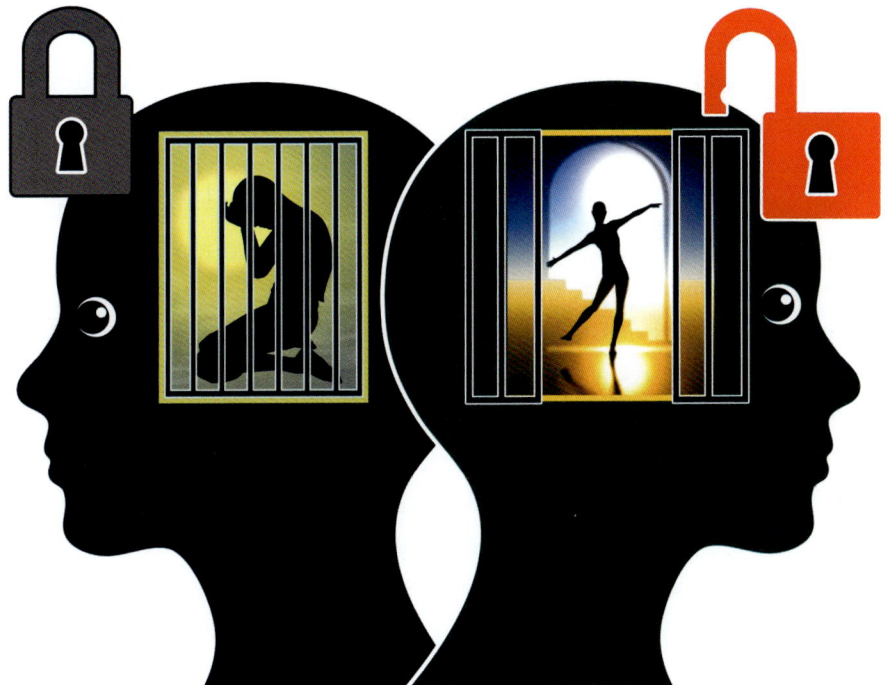

Der Satz „Ich habe mich im Kopf fit gefühlt" fällt so oft, dass man denken könnte, dass es sich nicht um eine Olympiade, die mit körperlicher Ertüchtigung zu tun hat, handelt, sondern eher um die Schachweltmeisterschaften. Mental-Coaches – nicht nur im Leistungssport – arbeiten schon sehr lange und sehr erfolgreich mit dem Placebo-Effekt.

Doch leider gibt es auch den bösen Bruder des Placebos, den Nocebo-Effekt. So wie der Placebo-Effekt von lateinisch „Ich werde gefallen" abgeleitet wird, so leitet sich der Nocebo-Effekt analog von lateinisch „Ich werde schaden" ab. Im Gegensatz zur positiven Wirkung beim Placebo-Effekt sorgt beim Nocebo-Effekt schon allein die Befürchtung vor negativen Folgen dafür, dass diese auch tatsächlich eintreten und zu spüren sind. Dabei bezieht sich dieser negative Effekt, ähnlich wie auch beim Placebo-Effekt, nicht nur auf Medikamenteneinnahme, sondern generell auf alle negativen Reaktionen von Körper und Psyche, die nur aufgrund der negativen Vorstellung in Bezug auf ein Ereignis eintreffen. Eine der ältesten beschriebenen Nocebo-Effekte ist die Voodoo-Medizin. Dabei werden von Voodoopriestern Todesurteile ausgesprochen, die dann auch wirklich ohne körperliches Eingreifen eintraten. Heute vermutet man, dass die Opfer so in ihrem Glauben gefangen waren, dass sie vor lauter Angst krank wurden und letztendlich starben. [vgl. Meador, C. F. (1992)] Heutzutage findet man nach Aussage zahlreicher Wissenschaftler den Nocebo-Effekt häufiger als den Placebo-Effekt, allerdings mit geschlechter- und altersspezifischen Unterschieden. So findet man Nocebo-Symptome signifikant häufiger bei Frauen als bei Männern. Und ältere Menschen sind wiederum häufiger betroffen als jüngere. [vgl. Casper, R. C. et al. (2001)] [vgl. Rosenzweig, P. et al. (1993)]

Der zugrunde liegende psychische Mechanismus ist noch nicht vollständig erforscht. Die Wissenschaft ist sich jedoch einig, dass Konditionierung und Erwartungshaltung eine wesentliche Rolle spielen. [vgl. Barsky, A. et al. (2002)] Einige ganz spezifische physiologische Reaktionen in unserem Körper, ausgelöst durch den Nocebo-Effekt, hat man zwischenzeitlich entdeckt. So konnte man nachweisen, dass bei Angst in der Darmschleimhaut Cholecystokinin freigesetzt wird. Dieser Botenstoff löst im Gehirn eine Schmerzreaktion aus. [vgl. Brooks, M. (2006)]

Ulrike Bingel, Professorin an der Klinik für Neurologie der Universitätsklinik Essen, konnte außerdem nachweisen, dass durch negative Erwartungen körpereigene Schmerzmittel, sogenannte Opioide, blockiert werden und das Glückshormon Dopamin gehemmt wird. Dadurch wird die Schmerzwahrnehmung verstärkt. [vgl. Bingel, U. et al. (2011)]

Welch unglaubliche körperliche Wirkung allein negative Gedanken auf uns haben, hat jeder von uns wahrscheinlich schon einmal erlebt. Man muss nur daran denken, wie man nach einem Alptraum schweißgebadet aufgewacht ist. Das Unterbewusstsein macht keinen Unterschied zwischen Realität und Vorstellung.

Auch wenn Studien zu Nocebo-Effekten aus ethischen Gründen deutlich seltener sind als zu Placebo-Effekten, gibt es doch einige interessante Forschungsergebnisse. Die Nocebo-Studie über den wohl längsten Zeitraum war die sogenannte Framingham-Herz-Studie. [vgl. Vasan RS. et al. (2022)]

In dieser sehr breit und über Generationen angelegten Forschung des United States Public Health Service wurde festgestellt, dass Frauen, die von sich behaupteten, dass sie eher als andere Frauen an Herzkrankheiten erkranken würden, über einen Beobachtungszeitraum von 20 Jahren tatsächlich fast viermal so häufig einen Herzinfarkt erlitten haben oder an einem plötzlichen Herztod gestorben sind.

Insbesondere wir Ärzte müssen beim Kontakt mit unseren Patienten sehr vorsichtig mit dem Nocebo-Effekt sein. Ob es der Medikamentenbeipackzettel ist oder die Aufklärung einer medizinischen Behandlung, immer erzählen wir nur von den potenziellen negativen Wirkungen, auch wenn diese nur in einem von 100.000 Fällen auftreten können. Warum stehen in den Beipackzetteln nicht auch die positiven Wirkungen, die man hat, wenn man das Medikament einnimmt. Auch wir Ärzte sollten aufpassen, dass wir nicht durch eine nocebo-geprägte Sprache mehr kaputt machen, als dass wir nützen.

Interessanterweise ist der Nocebo-Effekt kein menschliches Phänomen, sondern er ist auch bei Tieren zu beobachten. [vgl. Ader, R., Cohen, N. (1975)]

Das Ganze zeigt, wie sehr auch unsere Vorstellungskraft in der Lage ist, negative Stressreaktionen in unserem Körper auszulösen. Das heißt, wir können auch allein durch Ängste, Sorgen und Gedanken extrem gestresst sein. Und nicht nur das, sondern wir werden auch durch die Angst stress-anfälliger.

Wenn man befürchtet, dass sich der Stress negativ auf die Gesundheit auswirkt, erhöht man damit die Wahrscheinlichkeit, dass genau das auch passiert.

Von Eulen, Lerchen, Bären, Delfinen und anderen Tieren

Auch wenn Sie jeden Wecker ausstellen und jede Uhr aus Ihrem Leben verbannen, so sind Sie doch nicht ohne Zeitmesser, denn in uns tickt eine innere Uhr, die nicht nur unseren Schlaf-Wach-Rhythmus bestimmt, sondern auch zahlreiche Körperfunktionen beeinflusst, von der Immunabwehr über unsere Aggressionen bis hin zum Hormonhaushalt. Ein besonderer Wissenschaftszweig der Biologie, die Chronobiologie (altgriechisch χρόνος chrónos für „Zeit"), beschäftigt sich mit unserer genetischen Bio-Uhr und ist nicht erst mit dem Nobelpreis 2017 für drei Chronobiologen in den Mittelpunkt des Interesses gerückt. [vgl. https://www. nobelprize.org/]

Doch nicht bei jedem Menschen tickt dieser innere Taktgeber gleich schnell. So machen die Gene einige Menschen zu Frühaufstehern, die schon beim ersten Hahnenschrei putzmunter sind und super gelaunt aus dem Bett hüpfen, aber am frühen Abend zur Sandmännchen-Zeit kaum mehr die Augen aufhalten können. Eine andere Konstellation der Gene macht uns zu Abendmenschen, die morgens nicht aus dem Bett kommen, zigmal die Snooze-Taste drücken und ohne Kaffee gar nicht in die Gänge kommen, dafür aber putzmunter sind, wenn die Säufersonne aufgeht, und sie sich im Fernsehen auch noch den allerletzten Spielfilm anschauen.

Schon um die Jahrhundertwende erkannte der deutsche Psychiater Emil Kraepelin [vgl. Fürstenberg, S. (2015)] diese Schlaftypen und nannte die Frühaufsteher Lerchen und die Langschläfer

Eulen. Bei seinen Forschungen ging es ihm um Ermüdungserscheinungen am Arbeitsplatz und er erkannte den sogenannten „Circadianen Rhythmus", also Leistungsschwankungen im Tagesverlauf. In einer weiteren Studie stellte Kraepelin nicht nur fest, dass dieses Verhalten in der Urlaubszeit noch viel ausgeprägter ist, sondern auch, dass Lerchen insgesamt länger schlafen als Eulen. Kraepelin entdeckte auch, dass sich dieses Schlafverhalten konstant durch fast das gesamte Leben zieht, mit drei kleineren Schwankungszeiten. So sind fast alle Kinder Frühaufsteher, in der Pubertät werden fast alle Jugendliche Langschläfer, und als alter Mensch wird man wieder zum Frühaufsteher. All dies geschieht aber im Rahmen der Eulen-Lerchen-Möglichkeiten. Wer genetisch also eine Lerche ist, wird als Jugendlicher kurzfristig ein Normaltyp, um dann später im Alter wieder zur Lerche zu werden. Die Eule hingegen kommt als Teenager scheinbar gar nicht mehr aus dem Bett und wird als älterer Mensch zu einer moderaten Eule.

Heute weiß man, dass nur circa 30 Prozent der Menschen zu diesen Extremtypen gehören. Wissenschaftler haben zwischenzeitlich noch weitere „Tiere" entdeckt. So erwähnt zum Beispiel Dr. Michael Breus, ein amerikanischer Schlafforscher, noch den Chronotyp Bär, der seine innere Uhr nach dem Auf- und Untergang der Sonne ausrichtet und somit mittags am aktivsten ist. Ihm bereitet weder das frühe Aufstehen noch das späte Schlafengehen ein Problem. Ein weiterer besonderer Schlaftyp wird von Breus als Delfin bezeichnet. Dieser Chronotyp hat es in puncto Biorhythmus sehr schwer; nachts schläft er schlecht und wacht oft auf, was tagsüber zu einem ständigen Wechsel von Munterkeit und Müdigkeit führt. Erst so gegen 19 Uhr wird er nach Breus endlich richtig fit. [vgl. Breus, M. (2017)]

Andere Wissenschaftler fanden weitere zwei Chronotypen, deren charakteristisches Schlaf-Wach-Verhalten sie im Fachblatt „Personality and Individual Differences" beschrieben haben. [vgl. Putilov, A. A. et al. (2019)] Sie nannten ihre Schlaftypen die Nappers und den Nachmittagstyp. Die Nappers, auch Nickerchengruppe genannt, beginnen den Tag ähnlich wach wie die Lerche. Ihre Leistungsfähigkeit bleibt jedoch nur bis circa 11 Uhr erhalten, dann setzt die Schläfrigkeit ein, die ihren Höhepunkt gegen 15 Uhr erreicht, um sich dann wieder in eine Wachphase umzuwandeln, die bis ungefähr 22 Uhr anhält.

Der „Nachmittagstyp" ist von allen Typen die größte Schlafmütze. Seine Morgenmüdigkeit lässt erst gegen 11 Uhr nach. Dieses Aufmerksamkeitshoch dauert dann bis 17 Uhr. Kurz danach setzt die Schläfrigkeit wieder ein und steigt bis in den späten Abend hinein stetig an.

Die vielen Chronotypen deuten jedoch bereits darauf hin, dass man uns Menschen nicht in eine Schublade stecken kann, und so gehe ich davon aus, dass es noch viel mehr Chronotypen gibt, ja vielleicht sogar jeder ein individueller Chronotyp ist. Aber gerade deswegen ist es wichtig, herauszufinden, was für ein Zeittyp man ist. Wenn Sie nach Ihrem individuellen circadianen Fenster schlafen, wachen Sie morgens nämlich ausgeschlafen von allein auf und Sie spüren, wann Sie tagsüber eine Pause machen müssen.

Man kann seinen Chronotyp sogar im Blut bestimmen. So haben Wissenschaftler um Achim Kramer von der Charité in Berlin Biomarker im Blut identifiziert, die schon anhand einer Blutprobe den Chronotyp und damit die individuelle innere Uhr verraten. Für ihre Studie entnahmen sie zunächst Probanden den ganzen Tag hindurch mehrfach Blut und bestimmten darin die Aktivität von rund 20.000 Genen. Aus dieser Fülle von Daten isolierten sie zwölf Gene, an deren Aktivität man ablesen kann, ob der Proband ein Frühaufsteher oder eine Nachteule ist. [vgl. Wittenbrink, N. (2018)]

Leider werden dieses ganze Wissen rund um die Chronobiologie und die Auszeichnung dieser Wissenschaft mit einem Nobelpreis im Schul- und Arbeitsleben meistens ignoriert. Deswegen müssen sich auch heute noch 80 bis 85 Prozent aller Menschen morgens einen Wecker stellen, um rechtzeitig zur Arbeit oder zur Schule zu kommen, und brauchen dann mehrmals am Tag einen Koffeindrink, um ihren toten Punkt zu überwinden. Die Diskrepanz zwischen dem, was wir unter der Woche leben müssen, und was unsere innere Uhr möchte – und am Wochenende vielleicht darf –, nennen wir den sozialen Jetlag. [vgl. Nickolaus, B. (2013)] Dieser soziale Jetlag ist in Deutschland besonders hoch, weil wir durchschnittlich sehr früh anfangen zu arbeiten. Doch es gibt noch zahlreiche andere Situationen unseres heutigen Lebens, in denen man keine Rücksicht auf den Biorhythmus nimmt. Denken Sie an eine Eulenmutter, die ein Lerchenkind hat, oder an eine pubertierende Eule, die um 8 Uhr morgens in der Schule eine wichtige Arbeit schreiben muss, oder eine Lerche, deren Freundeskreis schrumpft, weil sie abends zu müde zum Ausgehen ist.

Der soziale Jetleg stellt eine massive Stresssituation für unseren Körper dar und kann auf Dauer krank machen. Der Begriff „Zeitstress" bekommt dabei eine vollkommen neue Bedeutung, den viele Menschen noch nicht einmal hinterfragen. Der morgendliche Wecker ist für die meisten Menschen ein fester Bestandteil ihres Lebens, und sie vergessen dabei, dass das „künstliche" Ende des Schlafs durch den Wecker bedeutet, dass man nicht zu Ende geschlafen hat.

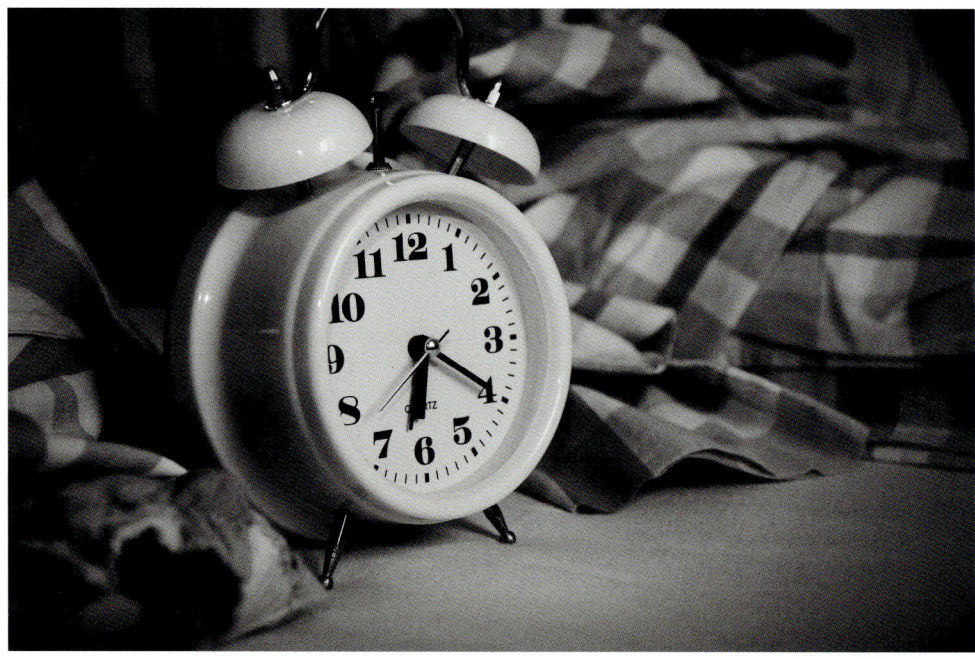

Achten Sie auf Ihren Chronotyp und lassen Sie sich nicht von Ihrem Wecker tyrannisieren.

Neue Stressformen

Die Stressauslöser haben sich über die Jahrtausende verändert. Eine statistische Untersuchung aus dem Jahre 2021 der Techniker Krankenkasse zeigt, dass sich 63 Prozent der Männer und 65 Prozent der Frauen gestresst fühlen. Damit waren nun deutlich mehr Menschen gestresst als vor der Pandemie. Besonders der Anteil der gestressten Männer hatte deutlich zugenommen. Stressfaktor Nummer eins, wie schon vor der Pandemie, war bei den Männern (49 Prozent) die Arbeit, bei den Frauen (45 Prozent) stand diese an zweiter Stelle. An zweiter Stelle bei den Männern (36 Prozent) standen die hohen Ansprüche an sich selbst, für die Frauen (55 Prozent) war das sogar der Stressfaktor Nummer eins. Das hatte sich im Vergleich zur Vor-Corona-Zeit fast nicht verändert. Stark an Bedeutung gewonnen hat in Zeiten der Pandemie die Sorge um erkrankte nahestehende Menschen – Männer (27 Prozent), Frauen (35 Prozent). Als Stressfaktor Nummer vier war es bei den Frauen (33 Prozent) Konflikte im sozialen Umfeld und bei den Männern (28 Prozent) das Gefühl der ständigen Erreichbarkeit in unserem digitalen Zeitalter. Bei den Frauen spielten neben dem Gefühl des digitalen Stresses (28 Prozent) auch Termindruck und Verpflichtungen in der Freizeit (27 Prozent) eine große Rolle. [vgl. TK-Stressstudie 2021]

Das stresst Deutschland

„Was führt hauptsächlich dazu, dass Sie sich gestresst fühlen?"

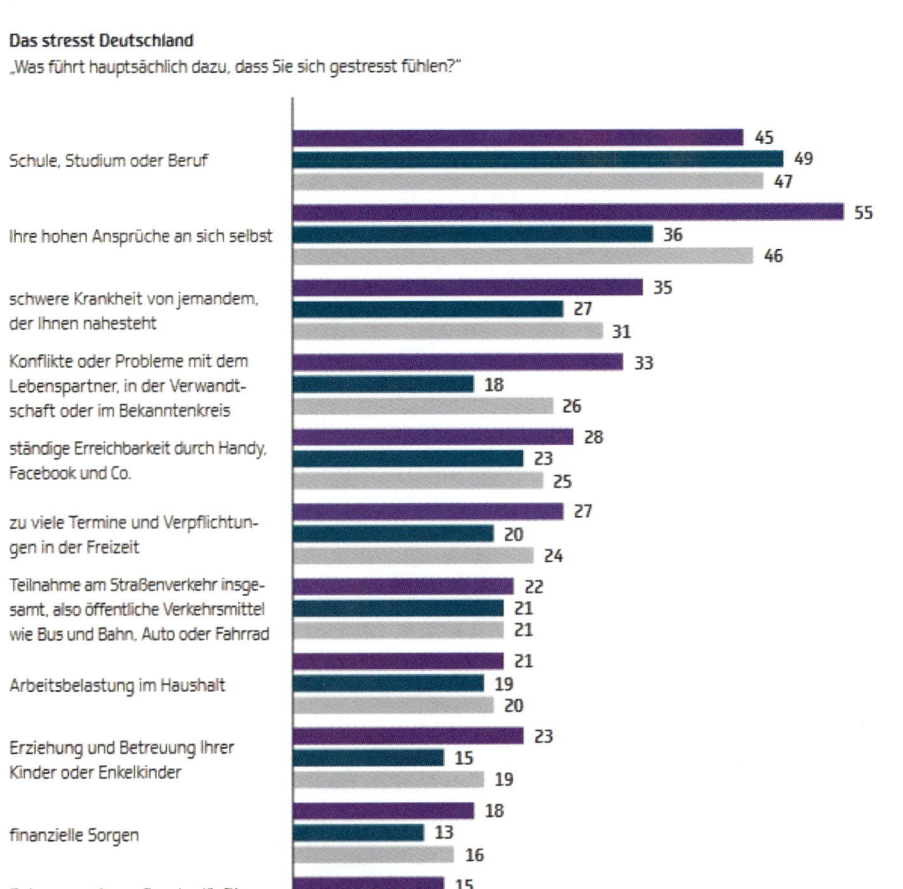

	Frauen	Männer	gesamt
Schule, Studium oder Beruf	45	49	47
Ihre hohen Ansprüche an sich selbst	55	36	46
schwere Krankheit von jemandem, der Ihnen nahesteht	35	27	31
Konflikte oder Probleme mit dem Lebenspartner, in der Verwandtschaft oder im Bekanntenkreis	33	18	26
ständige Erreichbarkeit durch Handy, Facebook und Co.	28	23	25
zu viele Termine und Verpflichtungen in der Freizeit	27	20	24
Teilnahme am Straßenverkehr insgesamt, also öffentliche Verkehrsmittel wie Bus und Bahn, Auto oder Fahrrad	22	21	21
Arbeitsbelastung im Haushalt	21	19	20
Erziehung und Betreuung Ihrer Kinder oder Enkelkinder	23	15	19
finanzielle Sorgen	18	13	16
Betreuung eines pflegebedürftigen Angehörigen	15	14	14
fühle mich nie gestresst	7	10	9
nichts davon	4	7	5

Mehrfachnennungen möglich

© TK-Studie 2021, Entspann dich Deutschland. TK-Stressstudie 2021

Interessant an dieser Statistik war für mich, außer den geschlechterspezifischen Unterschieden, nicht so sehr die Tatsache, dass sowohl Männer als auch Frauen die Arbeit als Stressfaktor empfinden, sondern vielmehr die Tatsache, dass zwei Stressformen einen zunehmenden Stellenwert einnehmen, die vor 30 Jahren noch fast keine Bedeutung hatten: digitaler Stress und Freizeitstress – und dass unsere Erwartungen an uns selbst uns genauso sehr stressen wie äußere Faktoren.

Alle in dieser Statistik aufgeführten Faktoren scheinen jedoch einen gemeinsamen Nenner zu haben: die Überforderungssituation, die letztendlich dazu führt, dass man sich ausgebrannt fühlt; oder, medizinisch ausgedrückt, ein Burn-out hat.

Doch zunehmend beobachte ich bei meinen Patienten auch noch eine ganz andere Art des Stresses: den Monotonie-Stress. Ein Leben ohne Stress scheint zwar auf den ersten Blick paradiesisch schön zu sein, hat aber letztendlich psychisch und physisch die gleichen Auswirkungen wie negativer Dauerstress. So gibt es inzwischen auch hierfür einen medizinischen Ausdruck: das Bore-out-Syndrom. Es leitet sich vom englischen Verb „to bore" (sich langweilen) ab; sozusagen der Gegenspieler des Burn-out-Syndroms mit jedoch sehr ähnlichen Symptomatiken. Der Begriff wurde erstmalig 2007 von Peter Werder und Philippe Rothlin geprägt. [vgl. Rothlin, P., Werder, P. R. (2007)] Wer ständig unterfordert wird, keine Highlights und Herausforderungen im Leben hat, ist müde, lustlos, frustriert oder sogar depressiv. Das Bore-out führt aber ähnlich wie das Burn-out nicht nur zu psychischen Symptomen, sondern auch zu körperlichen, wie Tinnitus, Magenbeschwerden, Kopfschmerzen und Schwindelgefühle, wie vom Frankfurter

Psychotherapeuten, Wolfgang Merkle, beschrieben wurde. [vgl. Merkle, W. (2012)]

In den letzten zwei Jahren ist dann noch eine weitere Stressart aufgetreten: der Pandemiestress. Der Pandemiestress ist für die Forschung besonders interessant. Denn hierbei handelt es sich erstens um einen multifokalen Stressreiz bestehend aus lebensbedrohenden Aspekten (Angst vor der Erkrankung, vor Long COVID oder sogar dem Tod) gepaart mit starken sozialen und wirtschaftlichen Einschränkungen und einem hohen Planungsaufwand, und zweitens um einen Stressreiz, der weltweit alle Menschen trifft.

So konnte beispielsweise eine Wissenschaftsgruppe der Universität Cagliari unter Leitung von Mirko Manchia [vgl. Manchia M. et al. (2021)] darlegen, dass von Anfang an eine Gruppe existierte, die angab, dass die Pandemie mit ihren Maßnahmen sie nicht stressen würde. Einige von ihnen meinten sogar, dass sie nun besser zurechtkämen als vor der Pandemie. Außerdem zeigten sich im Laufe der Pandemie erhebliche Anpassungsstrategien in der Bevölkerung, so dass sich die Gruppe der Pandemiestressresistenten zunehmend vergrößerte. Auf der anderen Seite gab es eine Gruppe, die diese Anpassungsfähigkeit nicht entwickelte und die Symptomatiken der Stressbelastung für sie immer ausgeprägter wurden. Unabhängig von einer hohen Individualität zeigte sich, dass besonders das medizinische Personal sowie Kinder, Jugendliche und Studenten zu dieser zweiten Gruppe gehörten. Senioren, obwohl sie ein deutlich höheres Risiko haben, an COVID-19 schwer zu erkranken, berichteten hingegen deutlich seltener von psychischen Problemen. Ältere Menschen mit kognitiven Störungen gehörten allerdings zu der Gruppe mit starken psychischen Pandemiesymptomen. Auch die Studie der Techniker Krankenkasse zeigte, dass ältere Menschen deutlich stressresistenter waren als die jüngeren Gruppen. [vgl. T-K-Studie 2021]

Bei den Gesprächen mit meinen Patienten und während meiner Vorträge zeigt sich immer, dass Stressreize eine unglaubliche Bandbreite haben und die daraus resultierenden Reaktionen individuell extrem unterschiedlich ausfallen. So empfinden zum Beispiel viele Menschen dauerhafte Motorengeräusche als Stress; ich hatte jedoch einmal einen passionierten Automechaniker als Patient, der mithilfe lauter Motorgeräusche seinen Stresspegel signifikant senken konnte. Oder viele Menschen haben Angst, vor Publikum zu reden – für mich ist es die reinste Entspannung. Das zeigt, dass nicht so sehr der Stressreiz ausschlaggebend für die psychischen und physischen Probleme ist, sondern vielmehr, welche individuellen Empfindungen wir währenddessen haben. Bedeutet das aber nicht auch im Umkehrschluss, dass Antistresstherapien viel individueller gestaltet werden müssen?

Bei einer von mir geleiteten Studie benannten die Probanden mannigfache, sehr individuelle Stressoren und auch die seelischen und körperlichen Reaktionen darauf waren individuell sehr unterschiedlich. Als ich jedoch nach den unmittelbaren Gefühlen fragte, die der jeweilige Stressreiz auslöste, kristallisierten sich vier immer wiederkehrende Gefühle heraus.

- Dauerhaftigkeit: Es wird sich nie ändern.

- Hilflosigkeit: Ich habe keine Möglichkeit, die Situation zu ändern / zu beeinflussen.

- Angst vor dem Unbekannten

- Versagensangst

Bevor ich in den kommenden Kapiteln auf eine individuelle Antistresstherapie eingehe, möchte ich zunächst im nächsten Kapitel noch eine besondere Form des Stresses erwähnen: ein Stress, der nicht von außen kommt und auch nicht durch unsere Gedanken entsteht, sondern durch unseren Körper ausgelöst wird.

Der innere Stress

Außer dem nun schon mehrfach erwähnten äußeren Stress mit seinen Reaktionen auf den Körper gibt es auch den inneren Stress. Damit meine ich nicht nur den Stress durch negative Gedanken, den ich bereits erwähnt habe, sondern man darf auch nicht den Stress vergessen, der durch körperliche Symptome bzw. Krankheiten ausgelöst wird. Stressreaktionen sind keine Einbahnstraßen, denn mindestens genauso oft, wie Stress körperliche Reaktionen auslöst, entstehen durch Krankheiten, Schmerzen, Allergien oder Entzündungen psychischer Stress und seelische Missstimmungen. Deswegen ist es bei jeder Antistresstherapie immer wichtig, festzustellen, was zuerst da war, der Stress oder das körperliche Missempfinden. Selbst banale Entzündungen können schon psychisch belastend sein. Das haben Sie bestimmt schon alle einmal erlebt: Man hat einen harmlosen Schnupfen, man fühlt sich aber, als ob man todsterbenskrank wäre. Gegenüber seinen Mitmenschen ist man genervt, gereizt und unausstehlich. Dies hat man sogar wissenschaftlich untersucht. So haben Forscher des Universitätsklinikums Freiburg durch eine Studie an Mäusen den Grund für die „Grippedepression" herausgefunden: Bei Infekten durch harmlose Schnupfenviren, aber auch bei der echten Grippe, wird unter anderem das Protein CXCL10 freigesetzt, das die Virenabwehr steuert. Es hemmt dabei aber auch genau die Hirnregion, die auch bei Depressionen vermindert aktiv ist, und führt dadurch zu psychischen Stressreaktionen. [vgl. Blank, T. et al. (2016)]

Ähnliche Reaktionen passieren bei sehr vielen Entzündungen im Körper, aber auch bei chronischen Virusbelastungen, bei Schilddrüsenerkrankungen, Vitamin-B-Mangelzuständen,

Hormonstörungen, Autoimmunerkrankungen usw. Deswegen ist es wichtig, dass man, bevor man alles auf die psychische Ebene schiebt, schaut, ob es nicht eine körperliche Ursache gibt.

Es gibt über 1.000 verschiedene Blutuntersuchungen. Deswegen ist es immer wichtig, vor einer Blutuntersuchung in einem ausführlichen Gespräch mit dem Arzt zu überlegen, welche Werte überhaupt für das jeweilige Problem relevant sind.

Die nachfolgende Liste gibt einen kurzen Überblick über wichtige Parameter im Hinblick auf den inneren Stress. Diese Liste erhebt dabei keinen Anspruch an Vollständigkeit und auch die in den vorhergehenden Kapiteln erwähnten Stresshormone werden hier nicht noch einmal aufgeführt.

Blutwert	Bedeutung und Funktion
HbA1c	Hierbei handelt es sich um den sogenannten „Drei-Monats-Blutzuckerwert", der Auskunft über den Blutzuckerspiegel der letzten drei Monate gibt.
BSG oder auch BKS	Das ist die Abkürzung für Blutkörperchen-Senkungs-Geschwindigkeit; erhöhte Werte weisen auf eine Entzündung hin.
IgE (Immunglobulin E)	Das ist ein wichtiger Parameter bei Allergien; je höher der Wert ist, desto höher ist die Wahrscheinlichkeit einer Allergie.

Blutwert	Bedeutung und Funktion
RF	Hierbei handelt es sich um den Rheumafaktor.
Leukozyten	weiße Blutkörperchen; ein wichtiger Teil unserer Immunsystemzellen; die Menge der Leukozyten sagt aus, ob eine Entzündung oder ein Befall mit Bakterien vorliegt.
Hämoglobin	roter Blutfarbstoff; wichtig für den Sauerstofftransport. Der Wert ist vermindert bei Eisen-, Eiweiß-, Vitamin B12- oder Folsäuremangel.
GammaGT	Ein empfindlicher Leberparameter; der frühzeitig anzeigt, wenn die Leber überlastet ist.
Taurin	Ein wichtiger Stoff für die Stabilität der Zellmembranen, für die Funktion des zentralen Nervensystems und für einen regelmäßigen Herzschlag. Zudem hat Taurin eine antioxidative Wirkung, das heißt, es neutralisiert freie Radikale und schützt uns vor oxidativem Stress.
Kreatinin bzw. GFR	Das sind zwei Nierenwerte, die anzeigen, ob die Niere optimal arbeitet und Giftstoffe ausreichend ausgeschieden werden.
Quecksilber	Dieses Schwermetall ist giftig für Gehirn und Nervenbahnen.

Blutwert	Bedeutung und Funktion
Blei	Dieses Schwermetall ist giftig für Nerven und Knochen.
Cadmium	Es ist giftig (vor allem für die Niere) und krebserregend.
Gesamteiweiß	Das ist ein wichtiger Baustein unserer Zellen; besonders wichtig auch für das Immunsystem und die Hormone.
CK	Dieser Muskelenzymwert zeigt an, wie sehr die Muskulatur angespannt und überlastet ist.
Valin	Diese Aminosäure ist wichtig für das zentrale Nervensystem und die Muskulatur.
Phenylalanin	Es ist wichtig für den Muskelaufbau und die Bildung von Hormonen, insbesondere von Glückshormonen, Noradrenalin und ACTH. Bei einem Mangel kann es zu Niedergeschlagenheit, Müdigkeit und Pigmentstörungen kommen.
Histidin	Besondere Bedeutung hat Histidin beim Aufbau eisenhaltiger Moleküle. Somit ist es nicht nur wichtig für den Sauerstofftransport, sondern es ist auch ein wichtiger Baustein vieler Proteine und an zahlreichen Stoffwechselvorgängen beteiligt. Auch für die Wundheilung und Gewebereparatur ist Histidin entscheidend.

Blutwert	Bedeutung und Funktion
Tryptophan	Diese Aminosäure ist wichtig für die Bildung des Glückshormons (Serotonin) sowie des Schlafhormons (Melatonin). Deswegen ist Tryptophan wichtig für eine positive Stimmung, für eine gute Gedächtnisleistung und einen erholsamen Schlaf.
Oxidative Belastung	Dieser Wert zeigt an, wie viele freie Radikale im Blut sind.
Vitamin B1	Dieses Vitamin ist wichtig für die Konzentrationsfähigkeit, die innere Ruhe und emotionale Ausgeglichenheit.
Vitamin B2	Dieses Vitamin ist unter anderem am Schutz vor freien Radikalen beteiligt.
Vitamin B5	Dieses Vitamin ist unter anderem wichtig für die Wundheilung und hilft gegen Entzündungen. Außerdem hilft es, Stresssituationen besser zu bewältigen.
Vitamin B6	Dieses Vitamin bringt die verschiedenen Aminosäuren zu Muskeln, Nerven und Immunsystem. Außerdem ist es an der Produktion von Dopamin und Serotonin beteiligt.
Trijodthyronin (T3) und Thyroxin (T4)	Hormone der Schilddrüse, die unter anderem den Energiestoffwechsel, die Herzleistung und die Darmaktivität beeinflussen.

Blutwert	Bedeutung und Funktion
Vitamin B12	Dieses Vitamin ist wichtig für die Bildung des roten Blutfarbstoffs. Ein Mangel kann sich daher negativ auf die Gehirnleistung, die allgemeine Leistungsfähigkeit, die Stimmung und die Muskelaktivität auswirken.
Vitamin D	Es wird auch Sonnenvitamin genannt, obwohl es eigentlich kein Vitamin ist. Ein Mangel kann zu Infektanfälligkeit, Müdigkeit, Muskelschwäche, Schlafstörungen und Osteoporose führen.
Magnesium	Dieses Mineral wirkt entkrampfend und beruhigend auf Muskulatur und Nerven.
Eisen	Es ist wichtig für die Bildung der roten Blutkörperchen.
Zink	Es ist wichtig fürs Immunsystem, die Hormone und die geistige Leistungsfähigkeit.
Thyreoidea-stimulierende Hormon (TSH)	Das ist ein übergeordnetes Hormon der Hirnanhangdrüse, das die Aktivität der Schilddrüse kontrolliert.
antioxidative Kapazität	Dieser Wert spiegelt die oxidative Belastung wider; das heißt, er zeigt an, wie gut das körpereigene Schutzsystem ist.

Blutwert	Bedeutung und Funktion
C-reaktive Protein (CRP)	Das ist ein wichtiger Entzündungsparameter.
Östrogen, Progesteron, FSH, LH, Testosteron	Das sind wichtige weibliche und männliche Hormone.

Wichtig ist, dass der Hausarzt in einem ausführlichen Gespräch (Anamnese) herausarbeitet, was unter Umständen ein Grund für den inneren Stress sein könnte und diese Werte dann zielgenau überprüft.

Nachdem Sie sich nun tapfer gemeinsam mit mir durch die komplizierten Stressvorgänge in unserem Körper „gequält" haben, kommen wir nun zum zweiten Teil des Buches, in dem ich Ihnen verschiedene Möglichkeiten der Stressbewältigung, des bewussten Lebens und zur Lösung von Lebensblockaden zeigen möchte. Dabei möchte ich es bewusst vermeiden, Ihnen ein vorgefertigtes Antistress-Rezept zu präsentieren, nach dem Motto: „Wenn Sie dreimal am Tag das machen oder jenes einnehmen, dann werden Sie nie wieder gestresst sein." Denn das funktioniert sowieso nicht, dafür sind wir Menschen viel zu unterschiedlich. Vielmehr möchte ich Ihnen auf den nächsten Seiten verschiedene Möglichkeiten zeigen, Ihre individuelle Antistress-Strategie zu finden. Allerdings nicht ohne Sie leider immer wieder darauf hinweisen zu müssen, dass unser Gehirn ständig versucht, unsere neuen Strategien zu torpedieren, denn eine totale Entspannung hat in Urzeiten bedeutet, den Gefahren der Wildnis frei ausgeliefert zu sein. Und so beginne ich gleich im kommenden Kapitel mit einer uralten Entspannungstechnik, die leider aber bei vielen Menschen nicht funktioniert.

Doch vorher gibt es noch eine kleine Entspannungstechnik „to go".

4-7-8-Atmung

Bei der 4-7-8-Methode handelt es sich um eine aus der alten yogischen Tradition des Pranayama (Atemregulierung) abgeleitete Atemübung, die von Dr. Andrew Weil, Gründer und Direktor des Zentrums für Integrative Medizin der Universität von Arizona, entwickelt wurde und ein natürliches Beruhigungsmittel für das Nervensystem darstellt. Die 4-7-8-Atmung ist somit eine wunderbare Vagus-Übung, die als herrliche Entspannungsübung und Einschlafhilfe fungiert.

Während der gesamten Übung berührt die Zungenspitze den Gaumen, so als ob man ein „L" sprechen würde. Nun bitte den Mund schließen und durch die Nase einatmen, dabei innerlich bis vier zählen. Als Nächstes wird der Atem angehalten, dabei zählt man innerlich bis sieben. Daran anschließend wird nun die komplette Atemluft geräuschvoll durch den Mund ausgeatmet und man zählt innerlich bis acht. Besonders diese ausgiebige Ausatmung von acht Sekunden ist entscheidend.

Bitte diese Entspannungstechnik „to go" viermal wiederholen.

Warum Autogenes Training oftmals nicht funktioniert

Wer mich heute bei meinen Vorträgen oder in der Praxis erlebt, kann sich wahrscheinlich gar nicht vorstellen, dass ich früher extrem unter zwei Ängsten gelitten habe: Prüfungsangst und der Angst, vor Menschen zu reden. Schnell merkte ich, dass diese beiden Ängste das Medizinstudium und den Arztberuf quasi unmöglich machen, und suchte daher nach Hilfe. Und da mein Leidensdruck sehr hoch war, hatte ich mich dann auch schnell für einen Kurs Autogenes Training angemeldet. Der Kurs schien wirklich perfekt zu sein: kleine Gruppengröße, sehr schöner, meditativer Raum und ein Kursleiter mit einer wundervollen, angenehmen Stimme. Alles war perfekt, nur mit der Entspannung klappte es nicht. Doch da ich kein Typ des schnellen Aufgebens bin, bin ich tapfer zu jeder Sitzung gegangen, denn ich wollte alles daransetzen, meine Ängste zu besiegen, um Ärztin werden zu können. Doch nach acht Wochen gab ich resigniert auf. Während alle Teilnehmer tiefenentspannt und leicht schnarchend neben mir lagen, war ich glockenhell wach, in meinem Kopf kreisten eine Million Gedanken und mein Herz schlug schneller denn je. Wenn der Kursleiter sagte „Arme und Beine sind ganz schwer", konterte mein Gehirn: „Bloß nicht einschlafen, gleich kommt der Prüfer zur Tür hinein und stellt eine Frage, die du bestimmt nicht beantworten kannst." Und mein Unterbewusstsein glaubte meinem Gehirn.

Traurig und frustriert erzählte ich meiner besten Freundin von meinem fehlgeschlagenen Entspannungskurs. Diese schaute mich nur kurz an und meinte: „Das konnte bei dir auch nicht funktionieren, du bist ein Bewegungstyp, du kannst nur beim Sport entspannen." Und sie hatte absolut Recht. Damals bekam ich den Kopf nur beim Tennisspielen, Laufen oder im Fitnessstudio frei. Beim Sport war ich vollkommen entspannt. Doch ich konnte ja schlecht vor jeder Prüfungsfrage erst einmal um das Unigebäude laufen, später vor jedem Patienten zehn Liegestütze machen oder verschwitzt einen Vortrag halten. Ich brauchte etwas, das weniger zeitaufwendig und diskret an jedem Ort durchführbar ist. Meine Freundin schlug mir daraufhin die Muskelentspannung nach Jakobsen vor und meldete mich auch gleich bei einem Kurs an. Ihrer Hartnäckigkeit ist es auch zu verdanken, dass ich überhaupt dorthin gegangen bin, denn meine Zweifel bezüglich meiner Entspannungsfähigkeit nach dem Misserfolg waren immens. So ging ich also widerwillig und voller Skepsis zur ersten Kursstunde. Doch der Erfolg war gigantisch; bereits nach wenigen Minuten war ich entspannt. Da bei der Muskelentspannung nach Jakobsen das aktive An- und Entspannen und nicht die reine gedankliche Entspannung und Visualisierung im Vordergrund stehen, hatte mein Gehirn keine Veranlassung, sich irgendwelche Stressszenarien auszudenken, denn mein Gehirn wusste: Bewegung = Entspannung. Der Kurs war ein Riesenerfolg für mich. Am Ende beherrschte ich sogar die ein- bis dreiminütige Kurzentspannung perfekt. Danach war ich so euphorisch, dass ich mich zum Trainer ausbilden ließ. Viele Monate später wagte ich mich noch einmal an Autogenes Training heran, und siehe da: Plötzlich funktionierte es. Allerdings hatte ich hierfür auch einen kleinen Trick angewandt: den Pawlow'schen Reflex. Doch dazu später mehr.

Wir Menschen sind Individuen, und nicht jeder ist dieser klassische Entspannungstyp, für den Autogenes Training und Meditation die perfekte Entspannung darstellen. Für die anderen können diese Entspannungstechniken sogar Stress bedeuten.

Bei aller Individualität treffe ich bei meinen Patienten jedoch häufig auf sechs verschiedene Entspannungstypen.

1.   Der „klassische Entspannungs-Typ": Er entspannt wunderbar bei Autogenem Training, Meditation, beim Anschauen eines Films, beim Lesen eines Buches, beim Hören von Musik oder für die heutige Generation: beim Daddeln am Computer.

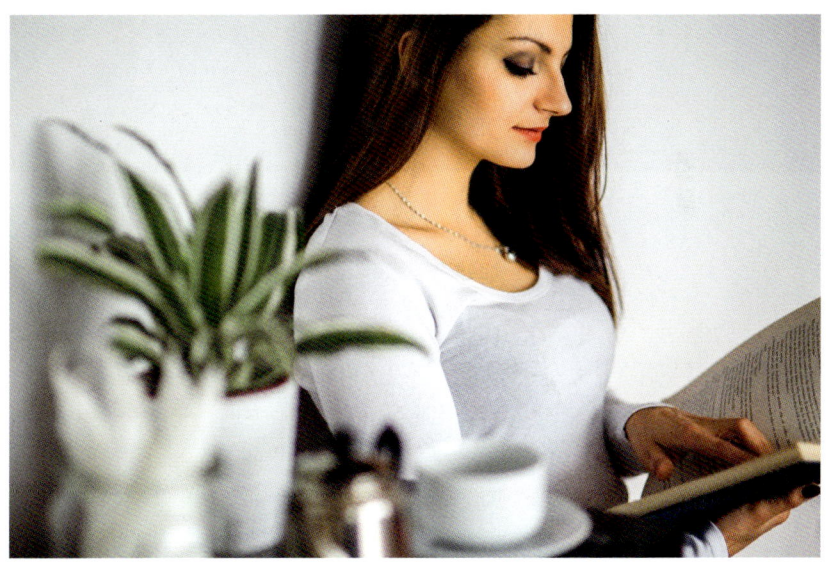

2.   Der „Bewegungs-Typ": Er kann sich am besten beim Sport bzw. in der Bewegung entspannen. Je mehr er schwitzt, umso entspannter fühlt er sich.

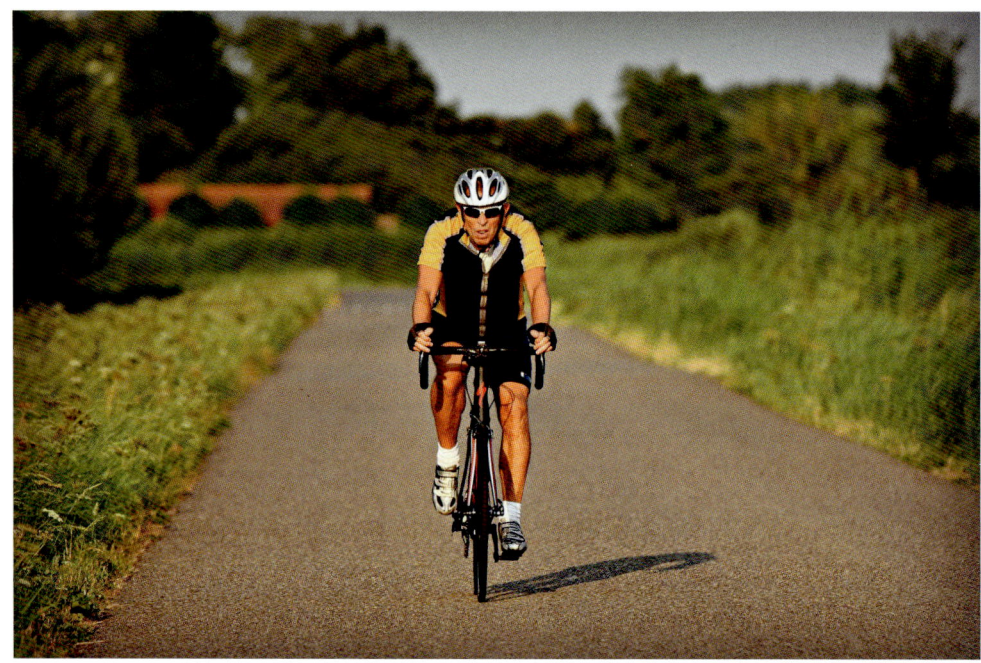

3. Der „Allein-in-der-Natur-Typ": Für ihn besteht die vollkommene Entspannung darin, allein durch die Natur zu gehen, dem Wind zu lauschen, die Sonne zu spüren und die Erde zu riechen. Auch begeisterte Gärtner gehören zu diesem Entspannungstyp.

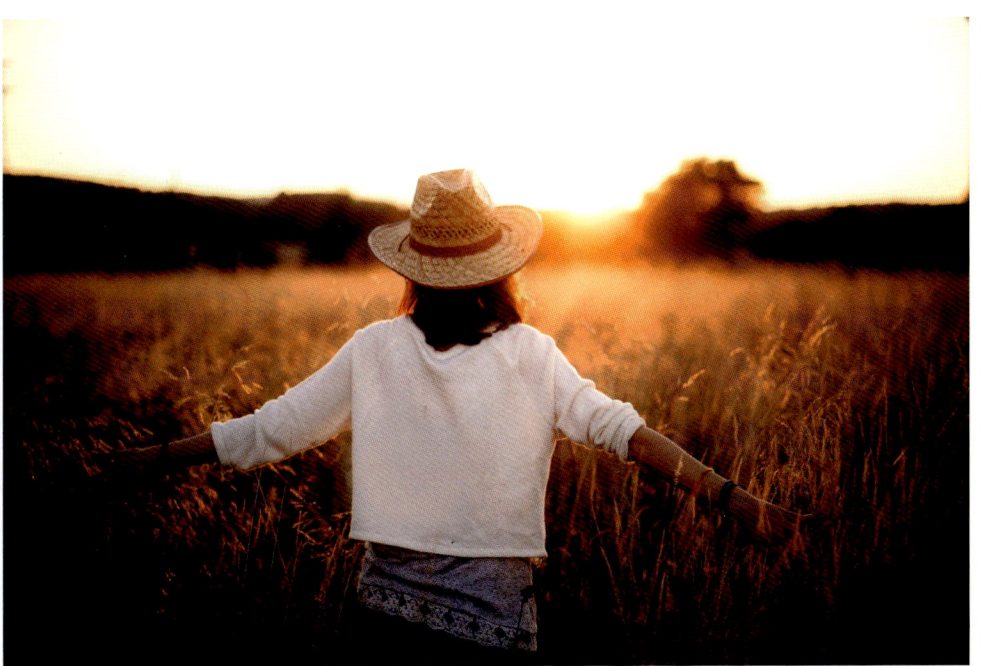

4. Der „Ich-muss-alles-bequatschen-Typ“: Diese Menschen können am besten entspannen, wenn sie mit Freunden alles besprechen können. Dazu gehört zum Beispiel die klassische Stammtischrunde, an der man die großen weltpolitischen Probleme erörtert, oder das stundenlange Gespräch mit der besten Freundin oder dem besten Freund.

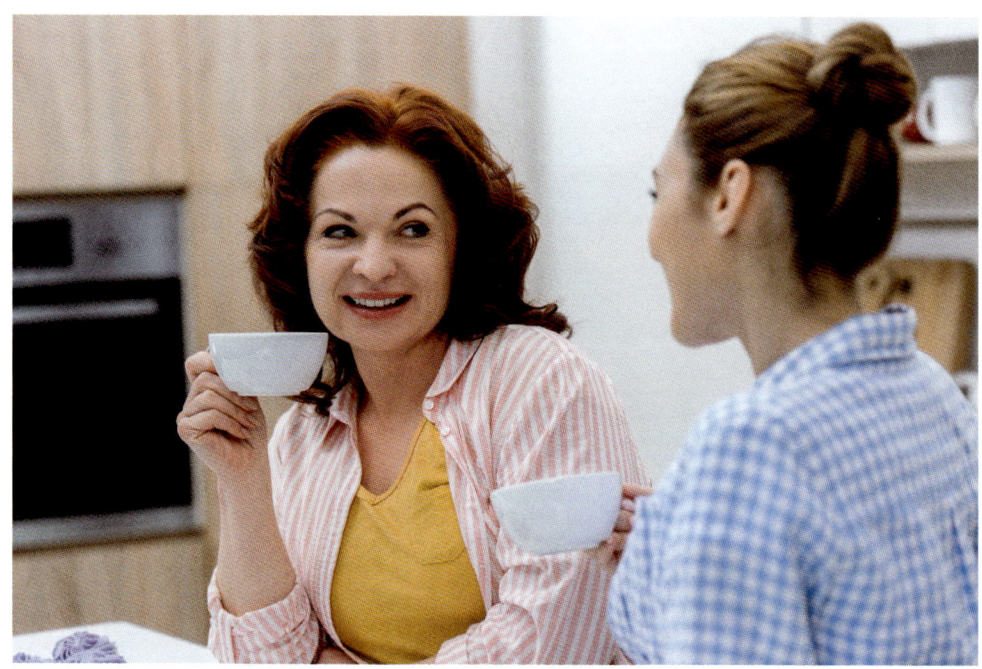

5.   Der „Genuss-Typ": Er kann am besten zum Beispiel bei einem schönen Abendessen in netter Begleitung mit vielleicht einem Glas Rotwein und leiser Hintergrundmusik oder in der Badewanne mit ordentlich Schaum, links einer Schachtel Pralinen und rechts einem Glas Champagner, entspannen.

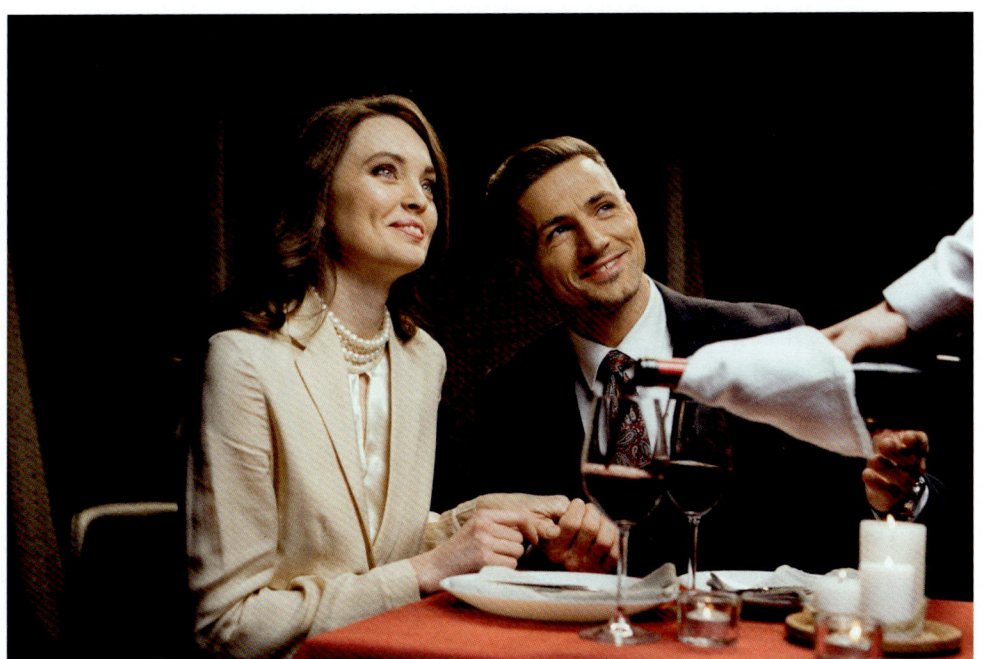

6. Der „Familien-oder-Freunde-Typ": Er kann am besten entspannen, wenn er mit seiner Familie oder seinen Freunden etwas unternimmt. Für ihn ist es weniger entscheidend, was er macht, sondern vielmehr mit wem.

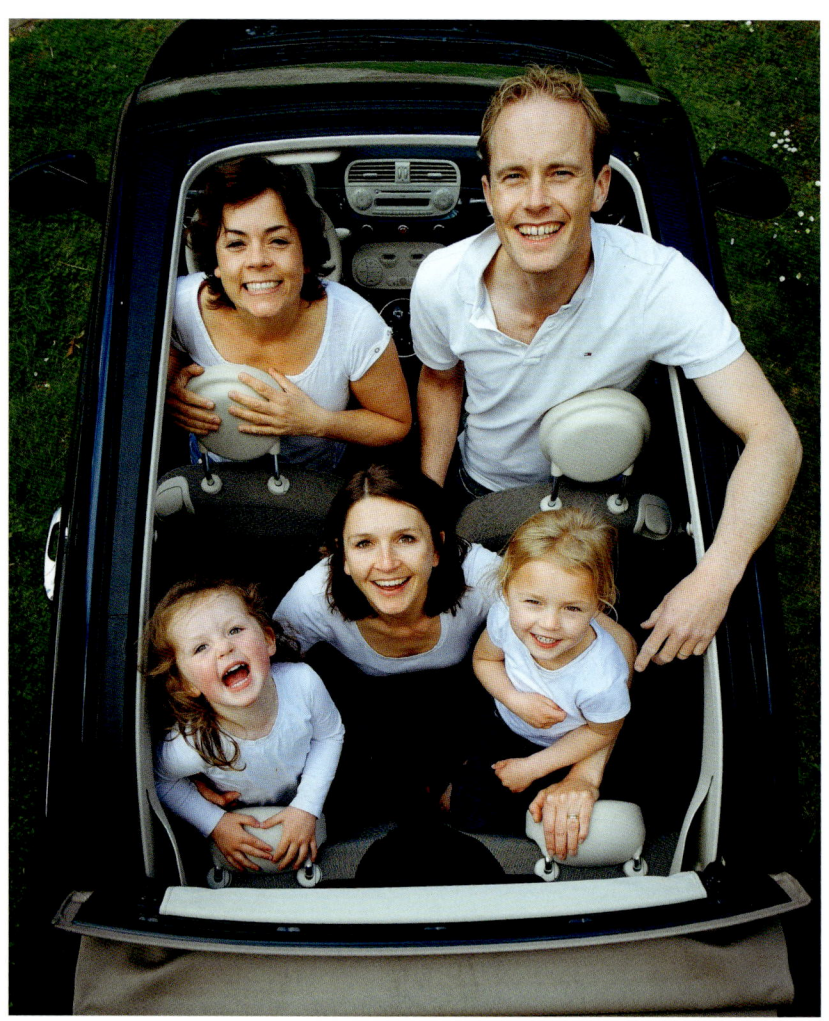

Natürlich gibt es noch zahlreiche andere Entspannungstypen beziehungsweise Mischtypen. Der Individualität sind keine Grenzen gesetzt. Doch sollte man sich immer genau und ehrlich überlegen, was für ein Entspannungstyp man ist. Denn entscheidet man sich nur für eine Art der Entspannung, weil sie gerade „in" ist oder als besonders gesund propagiert wird, dann ist das meistens zum Scheitern verurteilt. Man sollte sich für die Entspannungsoase entscheiden, für die man wirklich brennt. Denn ein Problem ist, dass die verschiedenen Entspannungstypen gesellschaftlich unterschiedlich anerkannt sind. Als besonders positiv werden oftmals der klassische Entspannungstyp und der Bewegungstyp wahrgenommen, wobei der Genuss-Typ oftmals nicht als gleichwertig gesehen oder sogar abgewertet wird. Und das verleitet einen oftmals dazu, nicht die individuell richtige Entspannungstechnik zu wählen

Dabei ist es in puncto Stressabbau vollkommen egal, welcher Entspannungstyp man ist.

Wichtig ist nur, dass jeder für sich, frei von gesellschaftlichen Zwängen, entscheidet, was für ein Entspannungstyp er ist.

Hat man dann seine Entspannungsart gefunden, sollte man diese ein- bis zweimal in der Woche fest einplanen. Häufiger sollte es nicht sein, da es sonst kein Highlight mehr ist und nicht den gewünschten Effekt des besonders Schönen hat – ein Phänomen, das manche Menschen kennen, die ihr Hobby zum Beruf gemacht haben. Sie haben nämlich somit kein Hobby mehr. Immer nur Sonnenschein nervt nämlich auch; das muss in diesem Kontext ebenfalls erwähnt werden.

Seltener sollte es jedoch auch nicht sein, da ansonsten die Abstände zu groß und die Stressphasen dazwischen zu lang sind.

Wichtig ist auch eine feste Zeit, die man möglichst hundertprozentig einhält, denn nur so hat man den Effekt der Vorfreude und des Ziels. Fängt man einmal an, einen Termin zu verschieben, wird unser Gehirn immer wieder versuchen, unser Entspannungsdates abzusagen, denn es gibt ja so viele Gründe, warum man gerade keine Zeit hat zu entspannen. Ein weiterer Grund, warum es so wichtig ist, dass man eine Entspannung wählt, die einem liegt, die man mag, ist die Tatsache, dass, wenn man sich für eine Sache begeistert, unser Gehirn es viel schwerer hat, uns davon abzubringen.

Auch sollten Sie dieses Entspannungsdatum möglichst vielen Menschen mitteilen, damit die Umgebung sich darauf einstellen kann, dass diese Zeit Ihre Zeit ist.

Doch noch ein Punkt ist essenziell wichtig: Genießen Sie Ihre Entspannungszeit frei von schlechtem Gewissen. Sagen Sie sich, dass Sie sich das nicht „aus Spaß" gönnen, sondern, weil es für Sie therapeutisch wichtig ist. So wie Sie ganz selbstverständlich trinken, wenn Sie Durst haben, sich die Zähne putzen, damit keine Karies entsteht und Sie zur Tankstelle fahren, wenn der Tank leer ist. So ist Ihre Entspannungszeit Ihre Tankstelle. Sie dient dazu, dass Sie danach noch effektiver Ihre Aufgaben erledigen können. Durch die Entspannungszeit verlieren Sie keine Zeit, sondern Sie gewinnen vielmehr Zeit hinzu, weil Ihnen danach Ihre Aufgaben besser und schneller von der Hand gehen. Es ist wie bei Ihren Zähnen: Wenn Sie sie täglich gründlich putzen, verbringen Sie weniger Zeit beim Zahnarzt.

Und schon hat man alle Voraussetzungen, um Disstress (negativen Stress) in Eustress (positiven Stress) umzuwandeln. Denn nun ist der negative Stress zeitlich begrenzt und wird im Ziel mit der Entspannung belohnt. Und dieser Belohnungseffekt wird noch durch die Vorfreude und den Genuss ohne Reue gesteigert.

Finden Sie Ihren Entspannungstyp und genießen Sie Ihre Entspannungszeit frei von schlechtem Gewissen.

Der Pawlow'sche Reflex und warum er unser Leben bestimmt

Im vorhergehenden Kapitel habe ich erwähnt, dass mir der Pawlow'sche Reflex geholfen hat, meine Entspannungsfähigkeit zu erweitern. Doch nicht nur in meinem Leben spielte er bzw. spielt er eine wichtige Rolle, sondern ich glaube, dass kein anderer Reflex unser aller Leben so sehr prägt wie dieser.

Hier ein paar Beispiele, in denen der Pawlow'sche Reflex unser Leben massiv beeinflusst.

a. Wenn Sie eine Zitrone sehen, läuft Ihnen das Wasser im Mund zusammen.

b. Innerhalb von Bruchteilen von Sekunden ist Ihnen ein Mensch sympathisch oder unsympathisch.

c. Im Urlaub bei Sonnenschein auf einer schönen Terrasse schmeckt der Rotwein immer viel besser, als wenn Sie ihn zu Hause trinken.

d. Immer nach dem Frühstückskaffee oder einem bestimmten Ritual gehen Sie auf die Toilette.

e. Ein ganz bestimmter Klingelton lässt Sie zwangsläufig auf Ihr Smartphone schauen.

f. Das klassische Arztphänomen: Wenn Sie zum Arzt gehen, lässt der Schmerz schon nach.

Auch die gesamte Placebo- und Nocebo-Reaktion basiert auf der sogenannten klassischen Konditionierung, deren Entdecker Iwan Petrowitsch Pawlow (1849-1936) war. [vgl. Wikipedia]

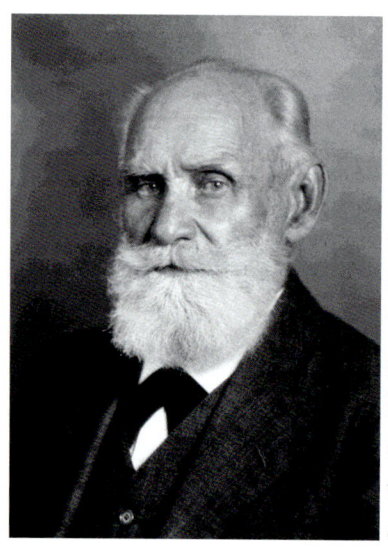

Pawlow war ein russischer Physiologe und Mediziner, der als Professor an der militärärztlichen Akademie in Sankt Petersburg Experimente zur Verdauung von Hunden durchführte. Zufällig entdeckte er bei einer Versuchsreihe, dass die Hunde, die ihr Futter immer von Tierpflegern bekamen, nach einiger Zeit bereits auf das Geräusch des herannahenden Tierwärters mit Speichelfluss reagierten, ohne dass das Futter in Sicht war. Pawlow vermutete, dass das Sabbern der Hunde eine Reaktion auf die Geräusche der Tierpfleger sein musste. Doch dass ein Verhalten auf bestimmte Reize der Außenwelt antrainiert werden kann, musste Pawlow erst noch beweisen. Mit seinem darauffolgenden Experiment, das in die Geschichte als der „Pawlow'sche Hund" einging, erbrachte er den Beweis für die klassische Konditionierung und legte damit den Grundstein für die moderne Verhaltensforschung. In seinem Versuch läutete er nun jedes Mal ein Glöckchen, wenn die Hunde etwas zu fressen bekamen. Bereits nach kurzer Zeit reagierten die Hunde allein auf das Glöckchensignal mit Speichelfluss, ohne das Futter zu sehen.

Das Futter nannte er den unkonditionierten Reiz, auf den eine unkonditionierte Reaktion (Speichelfluss) folgte. Unkonditioniert nannte er die Reaktion deswegen, weil sie unwillkürlich entsteht; sie wird also nicht bewusst herbeigeführt.

Zu dieser Reiz-Reaktion-Konstellation gab Pawlow einen neutralen Reiz (Klingeln der Glocke) hinzu. Man nennt diesen Reiz neutral, weil er nichts mit der Fütterung zu tun hat, also eigentlich keinen Speichelfluss auslöst. Nach einiger Zeit koppelten die Hunde jedoch das Futter mit dem Glöckchen. Diese Reaktion nannte Pawlow eine konditionierte, also eine erlernte Reaktion.

Die klassische Konditionierung nach Pawlow ist also die erlernte Verbindung zwischen einem einst neutralen Reiz mit einem unkonditionierten Reiz. Die Verbindung ist auch wieder löschbar und der Reiz kann wieder zu einem neutralen Reiz werden.

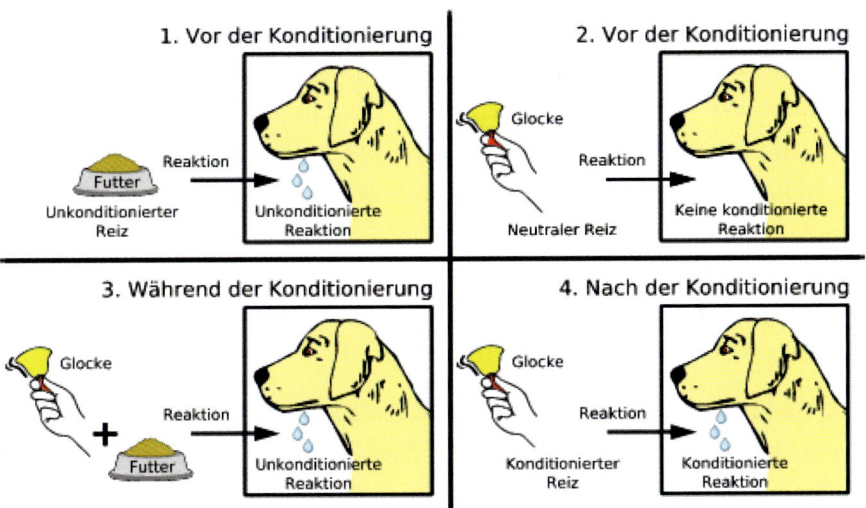

Aufgrund seiner bahnbrechenden Erkenntnisse wurde der damals neu entdeckte bedingte Reflex nach Pawlow als Pawlow'scher Reflex benannt.

Spätere Untersuchungen zeigten, dass sich dieses Phänomen nicht nur im Training von Hunden anwenden lässt, sondern bei jedem Lebewesen funktioniert – und das oftmals ohne, dass wir es bewusst merken.

Auch ich habe mithilfe des Pawlow'schen Reflexes meine Entspannungsfähigkeit erweitert und wende diesen „Trick" auch heute immer noch gerne bei meinen Patienten an. So bitte ich meine Patienten, zur Entspannung immer etwas mitzubringen, was sie besonders lieben, was sie beruhigt oder entspannt. Dabei werden die unterschiedlichsten Sachen mitgebracht: Kopfkissen, Kleidungsstücke, Parfümfläschchen, Bilder, ein Stück Schokolade oder auch das Haustier. Ich nenne diese Equipments immer die Kuschelbringer, weil sie ein individuelles Stück Geborgenheit vermitteln. Mithilfe dieser Kuschelbringer sind Entspannungsübungen fast ein Kinderspiel. Hatten wir nicht alle als Kind ein Kuscheltier, eine Kuschelpuppe oder Ähnliches? Ich hatte eine hellblaue, sehr weiche „Schnullerdecke", die mich vor allem Bösen beschützte.

Auch in fremden Hotelzimmern kann man den Pawlow'schen Reiz wunderbar nutzen.

Viele Menschen können in der ersten Nacht in einem fremden Bett nicht gut schlafen. Mit Sicherheit spielen bei diesem Phänomen emotionale Gründe wie Aufregung, Freude oder sogar Trauer eine große Rolle. Als Erklärung neben den emotionalen Gründen werden zudem oft die fremde Matratze, das falsche Kopfkissen oder zu viele Geräusche aufgeführt. Aber es betrifft auch Menschen, die dem neuen Schlafort eigentlich ganz gelassen gegenüberstehen und sich dort sogar richtig wohlfühlen.

Mediziner hat dieser „Erste-Nacht-Effekt" lange vor ein Rätsel gestellt. Nun haben jedoch japanische Schlafforscher entdeckt, dass das Problem entwicklungsgeschichtlich begründet ist: Es kommt nämlich aus einer Zeit, in der es noch keine festen Häuser und Sicherheitssysteme gegeben hat. Damals war der Aufenthalt in einer fremden Umgebung oftmals sehr gefährlich, vor allem das Schlafen; also durfte man nie richtig tief schlafen.

Das Team um Yuka Sasaki von der Brown University in Providence, Rhode Island, belegte mithilfe von Gehirnstromaufnahmen tatsächlich, dass in der ersten Nacht in der Fremde die linke Gehirnhälfte wesentlich aktiver ist als die rechte. Die linke Gehirnhälfte wacht also, während sich die rechte ausruhen darf. Des Weiteren zeigt die Studie, dass die weniger tief schlafende Gehirnhälfte auch stärker auf Geräusche reagiert. Und deswegen schlafen wir nicht richtig tief. [vgl. Tamaki, M., Bang, J., Watanabe, T., Sasaki, Y., Night (2016)]

Im Urlaub ist das nicht so schlimm, denn da kann man ja den nächsten Tag ganz entspannt angehen. Für Menschen aber, die beispielsweise berufsbedingt regelmäßig in einem fremden Hotelbett schlafen müssen, ist es hingegen oft ein großes Problem. Ich empfehle daher für solche Fälle, immer etwas dabeizuhaben, das nach „zu Hause" riecht, denn unser Gehirn reagiert nachts sehr stark auf Gerüche. So können wir unserem Gehirn vorgaukeln, wir wären zu Hause, und schon hat uns der Hund von Pawlow wieder einmal geholfen Auch wenn man aufpassen muss, dass man nicht in die Monotonie hineinrutscht, so sind doch Rituale aus genau diesem Grund oft sehr hilfreich, denn über den Pawlow'schen Reiz geben sie uns ein Gefühl der Sicherheit

Leider kann der Pawlow'sche Reflex auch manchmal negativ sein. Gehören Sie zum Beispiel auch zu den Menschen, die schon beim Geräusch eines Zahnarztbohrers Angst bekommen? Dann wurde in Ihrem Gehirn eine Verbindung hergestellt zwischen dem eigentlich neutralen Reiz „Bohrergeräusch" und einem negativen Erlebnis beim Zahnarzt. Es gibt Menschen, bei denen der Blutdruck schon steigt, wenn sie nur ein Blutdruckmessgerät sehen. Eine meiner Patientinnen hat seit einem schweren Streit mit ihrer Tochter während des Essens von Schokoladenpudding einen extremen Ekel vor Schokoladenpudding.

Manipulativ wird die klassische Konditionierung oftmals in der Werbung genutzt. Zum Beispiel das Phänomen „sex sells" wurde sehr interessant in einem Vortrag von Frau Dr. Silke Eschert beleuchtet, mit dem leicht provokanten Untertitel: „Warum George Clooney auch für Büroklammern werben könnte – psychologische Prozesse hinter Werbekampagnen".
[vgl. Eschert, S. (2019)]

Wie Sie sehen, kann man den Pawlow'schen Reiz sehr vielseitig einsetzen; so kann man sich zum Beispiel auch unangenehme Dinge, die erledigt werden müssen, mit einem positiven Reiz angenehm machen.

Auf der anderen Seite sollte man auch immer schauen, dass man nicht mithilfe der klassischen Konditionierung manipuliert wird. Und fast noch wichtiger ist, dass man immer mal wieder überprüft, dass man sich nicht selbst negativ konditioniert. Sonst läuft man nämlich Gefahr, dass man vor etwas Angst entwickelt, das per se überhaupt nicht angstauslösend ist. Denn gerade diese konditionierte Angst führt häufig dazu, dass wir uns im Leben nichts zutrauen, wir in unserem Handeln gelähmt sind und unser Leben nicht frei gestalten können.

Unser Leben ist zu kurz, um es mit negativen Konditionierungen zu füllen.

Die Facial-Feedback-Technik

Nun ist es mal wieder Zeit für eine Entspannungstechnik „to go"

Dass Lachen stressabbauend wirkt, weiß jeder. Und leider lachen wir Erwachsene viel zu selten. Kinder haben uns auf diesem Gebiet einiges voraus.

Was ist aber, wenn man einmal gerade nichts zu lachen hat. Zahlreiche Untersuchungen haben ergeben, dass interessanterweise das künstliche Lachen auf unsere Psyche fast den gleichen positiven Effekt hat wie der „echte" Lacher. Dazu muss man nicht unbedingt einen Lach-Yoga-Kurs besuchen, sondern man kann das auch selbst zu Hause machen. Sagen Sie hierfür einfach „hahahahihihihohoho".

Bei dieser Entspannungsübung nutzen Sie die Facial-Feedback-Hypothese, die bereits in den 1980er-Jahren entwickelt und seither durch zahlreiche wissenschaftliche Studien untersucht, belegt und ergänzt wurde. Der Facial-Feedback-Hypothese, die bereits auf Charles Darwin zurückgeht, liegt die Annahme zugrunde, dass die Emotionen eines Menschen nicht nur die Gesichtsbewegung beeinflussen, sondern auch andersherum, nämlich, dass die Mimik einen direkten Einfluss auf die Gefühle des Menschen hat. Das bedeutet also, dass nicht nur glückliche Menschen lächeln, sondern, dass man sich auch durch den Vorgang des Lächelns automatisch glücklicher fühlt. [vgl. Buck, R. (1980)] [vgl. Myers, D. G. (2014)]

Und bestimmt: Wenn Sie diese Entspannungsübung viermal vor dem Spiegel gemacht haben, müssen Sie wirklich lachen. Eine schöne Übung auch morgens im Badezimmer.

Unser Gehirn glaubt alles – nutzen wir es!

Bis vor kurzem dachte man, dass unser Gehirn nicht nur sehr objektiv, sondern auch im Erwachsenenalter nicht mehr veränderbar ist. Doch das war einer der größten medizinischen Irrtümer, denn zum einen ist unser Gehirn regelrecht plastisch, da es nicht nur bis ins hohe Alter lernen kann, sondern dieses Training sogar die Form unseres Gehirns verändert; und zum anderen reagiert es alles andere als objektiv.

Denn nicht nur, dass unser Gehirn sich ständig verändert und weiterentwickelt, sondern es ist auch sehr anfällig für Manipulationen, ist den Sinnesorganen hörig und spielt uns gerne einen Schabernack.

Doch welchen Sinnesorganen glaubt unser Gehirn am meisten?

Dass unser Gehirn durch das gesprochene Wort manipulierbar ist, weiß man nicht erst durch Untersuchungen von Propagandareden. Dabei lässt sich das Gehirn aber nicht nur durch die Worte anderer Menschen manipulieren, sondern auch durch die eigenen. Wenn man sich permanent sagt, dass der rechte Backenzahn wehtut, dann tut er auch irgendwann weh, oder wenn wir uns immer wieder sagen, dass wir etwas nicht schaffen, dann schaffen wir es auch nicht. Dies funktioniert vor allem dann, wenn wir es laut aussprechen. Es scheint also so zu sein, dass unser Gehirn stärker manipulierbar ist, wenn es die Worte nicht nur innerlich, sondern tatsächlich über die Ohren hört. Deswegen ist es auch immer wichtig, dass man sich genau überlegt, welche Wirkung die Sprache nicht nur auf unser Gegenüber und unsere Mitmenschen hat, sondern auch auf uns selbst. Wie oft sagt man: „Bei mir geht immer alles schief, mir gelingt nie etwas, das klappt sowieso nicht." Auch wenn man das im Spaß sagt, glaubt unser Gehirn doch ein bisschen davon. Noch stärker manipulierbar ist unser Gehirn durch unsere Ohren, wenn an das Geräusch Emotionen gebunden sind. Auf manche Geräusche reagieren wir dabei sogar paradox körperlich, wie zum Beispiel auf das Kratzen mit den Fingernägeln auf einer Tafel, das Knistern von Styropor oder das Klirren von Besteck auf Geschirr. Wir zucken zusammen, bekommen Gänsehaut oder kneifen die Augen zusammen, obwohl wir genau wissen, dass diese Geräusche absolut harmlos sind.

Doch noch mehr als den Ohren, glaubt unser Gehirn unseren Augen.

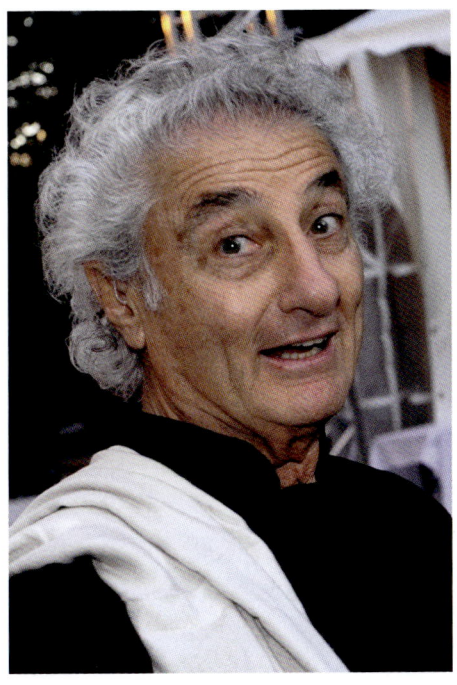

Spätestens seit Samy Molcho (* 24. Mai 1936 in Tel Aviv) [vgl. Wikipedia], einem israelischen Pantomime-Darsteller und Autor, der vor allem das Kommunikationsmittel Körpersprache detailliert analysiert hat, weiß jeder, dass unser Gehirn der Körpersprache mehr glaubt als dem gesprochenen Wort. „Was wir sind, sind wir durch unseren Körper. Der Körper ist der Handschuh der

Seele, seine Sprache das Wort des Herzens. Jede innere Bewegung, Gefühle, Emotionen, Wünsche drücken sich durch unseren Körper aus." (Samy Molcho)

Obwohl heute jeder Medizinstudent die Lehren von Samy Molcho kennt, lassen sich immer noch auch gut unterrichtete Medizinstudenten mit der Körpersprache foppen. Dafür habe ich folgenden kleinen Versuch in meiner Praxis arrangiert. Zunächst habe ich zehn Medizinstudenten zu einem Praktikum eingeladen mit dem Arbeitstitel „Ein gutes Arzt-Patienten-Gespräch" und ihnen mitgeteilt, dass die erste Aufgabe darin bestehe, die Stimmungslage von Patienten zu erfassen, um sich ein Bild über deren psychische Verfassung zu machen. Was die Probanden nicht wussten, war, dass die Patienten fünf Schauspieler waren. Zwei von ihnen sollten sich zunächst mit hängenden Armen und traurigem Gesichtsausdruck hinsetzen und auf die Frage der Probanden, wie es ihnen gehe, mit gedrückter Stimme antworten: „Sehr gut, danke." Und ausführlich berichten, dass sie keinerlei Probleme hätten und nur für einen allgemeinen Check-up da seien. Der dritte Schauspieler machte genau das Gegenteil: Seine Mimik, Haltung und Geste signalisierten Freude, Stärke und Gesundheit, verbal kommunizierte der vermeintliche Patient aber eine detaillierte depressive Krankheitsgeschichte. Um das Ganze noch etwas uneindeutiger zu machen, hatte ich noch zwei weitere Schauspieler, die einfach nur sich selber darstellen sollten. Danach sollten die Probanden auf einer Skala von 1 bis 7 angeben, wie sie die psychische und physische Gesamtsituation der Patienten einschätzen würden. 9 von 10 Probanden orientierten sich dabei einzig und allein an der Körpersprache und ließen die verbale beziehungsweise innerliche Aussage außer Acht.

Aber nicht nur bei der Körpersprache glaubt unser Gehirn den Augen mehr als der Sprache, sondern auch in vielen anderen Situationen. Bestimmt sind auch Sie schon einmal auf ein Illusionsbild hereingefallen.

Vor ein paar Jahren hatte ich die große Ehre, bei einer Weinverkostung einiger renommierter Spitzen-Sommeliers teilnehmen zu dürfen. Ich war fasziniert, wie diese in der Lage waren, bei einer Blindverkostung die Weinsorte, die Lage und sogar den Jahrgang herauszuschmecken. Die Trefferquote lag bei über 90 Prozent. Nach der Blindverkostung durften die Sommeliers beim Testen die Weine auch im Glas betrachten. Scheinbar ging es nun um das Bestimmen der Qualität des Weines und seiner Weinaromen. Was niemand wusste, war, dass man eine kleine Finte eingebaut hatte, indem man einem Weißwein eine rote, geschmacklose Farbe gegeben hatte. Drei Viertel der Sommeliers identifizierten diesen Wein als Rotwein, obwohl sie vorher bei der Blindverkostung eine beinahe hundertprozentige Treffsicherheit hatten.

Diesem Phänomen – wie sehr die Optik unser Gehirn und damit unseren Geschmack beeinflusst – hat sich im Besonderen Charles Spence angenommen. Er ist Professor für Experimentalpsychologie an der Universität Oxford. Doch sein großes Steckenpferd ist die Welt der Kulinarik. So hat Spence unter anderem erforscht, dass Desserts von weißen Tellern süßer als von schwarzen schmecken, dass Fisch in einer Muschel serviert viel salziger schmeckt und wir das Essen, das wir mit schwerem Besteck genießen, qualitativ höher bewerten. [vgl. Spence, C. (2018)]

Aber auch im tagtäglichen Miteinander vertraut unser Gehirn unseren Augen fast blind. Wer kennt nicht das Phänomen des ersten Eindrucks? Blitzschnell, innerhalb von 0,3 bis maximal 7 Sekunden, bilden wir uns einen ersten Eindruck und sortieren Menschen nur aufgrund ihrer Optik in eine Schublade ein, aus der wieder herauszukommen möglich, aber sehr schwer ist.

Doch warum ist es so schwer, aus dieser gedanklichen Schublade wieder herauszukommen? Schuld daran ist der sogenannte „Halo-Effekt". Dieser beschreibt eine kognitive Verzerrung. Man schließt dabei von bekannten Eigenschaften einer Person auf unbekannte. Das heißt, wenn wir uns eine Meinung gebildet haben, achten wir viel stärker auf alles, was unsere Meinung bestätigt, als auf das, was sie revidieren würde. „Halo" ist das englische Wort für „Heiligenschein", also der Heiligenschein-Effekt bei positiver kognitiver Verzerrung. Es gibt allerdings auch die negative Variante, den Teufelshörner-Effekt. [vgl. Wikipedia] Und da wir meistens einen Menschen beziehungsweise das Essen zuerst sehen, bevor wir etwas von ihm erfahren bzw. es schmecken, gewinnen bei der ersten Meinungsbildung die Augen und nicht die Ohren oder der Geschmackssinn.

Aber es gibt noch größere Gehirnmanipulatoren. Auch wenn viele Menschen diese Sinnesorgane gar nicht kennen, glaubt unser Gehirn den sogenannten Propriorezeptoren mehr als unseren Augen und Ohren. Diese Sinnesorgane sitzen in der Muskulatur und geben Informationen über Muskelspannung, Muskellänge, Gelenkstellung und Bewegung an das Gehirn weiter, wo diese unbewusst verarbeitet werden. So weiß man auch mit geschlossenen Augen, wo sich gerade Arme und

Beine befinden, und man spürt auch, ob die Muskulatur angespannt ist oder nicht. Und gerade dieser Muskeltonus hat einen erheblichen Einfluss auf unser Gehirn.

Embodiment, was so viel heißt wie Verkörperung, beschreibt die Verbindung zwischen Körper, Psyche und Umwelt. [vgl. Wikipedia] Jedem ist bewusst, dass unsere Körperhaltung von unserer Stimmung beeinflusst wird; ein trauriger Mensch sitzt ganz anders auf einem Stuhl als ein fröhlicher.

Doch seit den ersten Untersuchungen in den 1990er-Jahren gibt es immer mehr Hinweise, dass unsere Körperhaltung auch unsere Psyche beeinflusst.

Bei einem dieser Versuche gingen amerikanische Psychologen der Frage nach, ob eine Körperbewegung Einfluss auf die Einstellung zu einem Sachverhalt hat. Unter dem Vorwand, den Einfluss von Bewegung auf die Qualität von Kopfhörern zu testen, bekam die erste Studentengruppe die Aufgabe, während des Hörens einer Sendung mit dem Kopf zu nicken, die zweite Gruppe sollte den Kopf schütteln und die dritte den Kopf ruhig halten. Währenddessen hörten die Studenten eine Informationssendung über die Erhöhung der Studiengebühren, weil man davon ausging, dass die Studenten dazu eher eine negative Einstellung hätten. Das Ergebnis der Untersuchung war erstaunlich. So wollte die Mehrheit der Kopfschüttler die Gebühren senken, die Kopfnicker fanden die Studienerhöhung richtig und gut, während die Kontrollgruppe, also die, die den Kopf ruhig gehalten hatte, die derzeitigen Gebühren für angemessen hielt. [vgl. Storch M., Theiss C. (o. J.)]

Den Einfluss der Körperhaltung auf unsere Psyche können Sie auch selbst überprüfen. Versuchen Sie einmal, zusammengesunken, mit hängendem Kopf, gerunzelter Stirn und traurigem Blick fröhlich, lustig und optimistisch zu sein. Kaum möglich. Und jetzt machen Sie das Ganze andersherum: Grübeln Sie, während Sie lachend mit erhobenen Armen auf und ab tanzen. Merken Sie, wem unser Gehirn mehr glaubt.

Doch damit haben wir unter den Sinnesorganen noch nicht den allergrößten Gehirnmanipulator kennengelernt. Denn der eindeutige Gewinner in dieser Kategorie ist die Nase, also der Geruchssinn. Das hat wahrscheinlich mehrere Gründe.

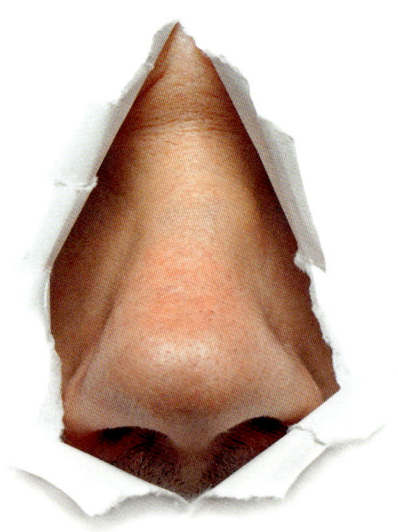

Der meines Erachtens wichtigste Grund für die Macht der Nase über unsere Emotionen ist, dass der Geruchssinn der einzige Sinn ist, der einen direkten Zugang zum Zentrum der Erinnerung und der Emotionen im Gehirn hat, denn die Geruchssignale landen direkt im limbischen System, dem ältesten und primitivsten Gehirnareal, und werden dort sofort mit unseren Emotionen gekoppelt. Diese Kopplung wird im Hippocampus, einem Teil des limbischen Systems, abgespeichert. Damit bleiben, im Gegensatz zu anderen Sinnen, Geruchsinformationen im Gehirn weitgehend unzensiert. Visuelle und taktile Sinneseindrücke hingegen müssen zunächst eine Art Umweg gehen. Sie müssen nämlich, bevor sie präsent werden, den Thalamus durchqueren, einen Teil des Zwischenhirns, der diese Eindrücke filtert, aussortiert und bewertet. [vgl. https://www. dasgehirn.info]

So entwickelt jeder Mensch sein eigenes Geruchsgedächtnis. Sobald ein Duft wahrgenommen wird, werden die dazu gespeicherten Emotionen und körperlichen Reaktionen sofort, ohne dass wir dies bewusst steuern können, ausgelöst.

Des Weiteren wird der Geruchssinn beim menschlichen Embryo viel früher ausgeprägt als das Hören und Sehen. Schon um die 27. bis 28. Schwangerschaftswoche beginnt der Embryo, seinen Geruchssinn zu entwickeln. Somit können Embryos bereits im Mutterleib riechen. Doch nicht nur das – der Embryo verknüpft die Gerüche auch mit den Emotionen der Mutter. Das heißt, er lernt schon früh, dass ein Geruch immer zu einer Emotion gehört. So kann es passieren, dass man später als junger Mensch auf einen Duft reagiert, obwohl man ihn eigentlich noch nie selbst gerochen hat. [vgl. https://www. nzz.ch]

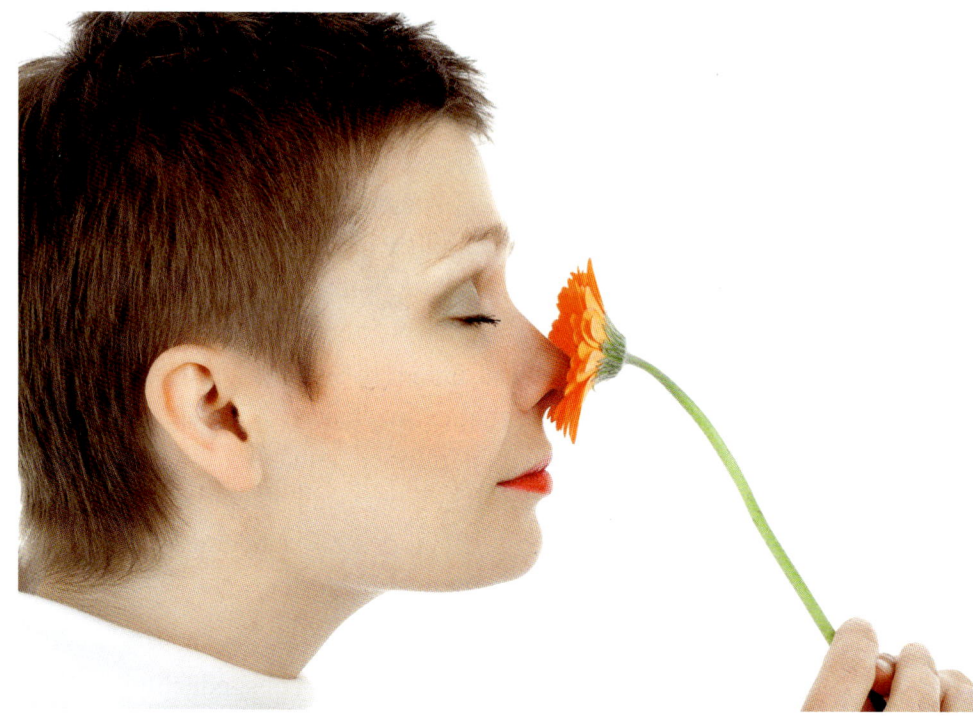

Auch evolutionär spielt der Geruchssinn eine große Rolle. Er gilt nämlich nicht nur als der erste Sinn, der sich bei den Einzellern ausgebildet hat, sondern er ist für alle Landlebewesen evolutionär essenziell wichtig gewesen, denn mithilfe des Geruchs konnten nicht nur Nahrung, Feinde oder Gefahren wie ein Brand über eine weite Entfernung ausgemacht werden, sondern auch geeignete Partner. Auch verdorbene Nahrung konnte mit einem guten Geruchssinn schon vor dem Essen erkannt werden. Die Folge war, dass gute Riecher früher länger lebten und sich erfolgreicher fortpflanzen konnten. [vgl. https://www. wissenschaft.de]

Auch wenn man bis heute nicht weiß, wie viele Geruchsmoleküle es insgesamt gibt und wie viele die menschliche Nase davon erkennen kann (die 2014 von Forschern verkündete Zahl von einer Billion Gerüche konnte inzwischen widerlegt werden), so weiß man doch, dass der langfristige Verlust des Geruchssinns häufig zu einer Depression führen kann. Auch durch SARS-CoV-2-Infektionen können, zu mindestens vorübergehend, Riechstörungen auftreten. Und auch dabei berichten mir Betroffene, dass durch den Geruchsverlust nicht nur der Geschmackssinn erheblich gelitten habe, sondern, dass es sie auch emotional sehr verändern würde. Zum Glück kommt der Geruchssinn jedoch bei den meisten wieder zurück.

Riechstörungen können aber auch ein Warnsignal sein und lange auftreten, bevor Krankheiten ausbrechen. Das ist bekannt bei neurodegenerativen Erkrankungen wie Alzheimer, Multipler Sklerose und Parkinson.

Wenn nun Gerüche emotionale Erinnerungen auslösen, spricht man vom Proust-Effekt. Der Ausdruck geht auf den französischen Schriftsteller Marcel Proust zurück. In seinem monumentalen Roman *Auf der Suche nach der verlorenen Zeit* riecht der Protagonist zum ersten Mal seit langem einen Madeleine-Keks, was in ihm eine Welle von Kindheitserinnerungen an das Dorf seiner Tante Léonie auslöst: Plötzlich hat er ihr altes Haus mit dem hohen Zimmer sowie den Dorfplatz und die kleinen Straßen vor Augen. [vgl. Proust, M., Fischer, B-J-. (Herausgeber, Übersetzer) (2017)]

Es ist dieses Phänomen, das jeder von uns kennt, nämlich, dass bei einem bestimmten Geruch bisweilen sofort Erinnerungen ausgelöst werden.

Ich hatte einmal eine Patientin mit extremen Panikattacken. Diese waren so stark, dass eine verbale Therapie anfänglich kaum möglich war. Zum Glück kamen wir sehr schnell darauf, dass das Parfüm der Mutter einen sehr stark beruhigenden Einfluss auf sie hatte. Mithilfe des positiven Triggers „Parfüm" war die anschließende Therapie wesentlich einfacher.

Bei so viel fantastischen Geruchsreaktionen finde ich es nur folgerichtig, dass es 2004 sogar einen Nobelpreis für die Erforschung der Wahrnehmung und Verarbeitung von Gerüchen gab. [vgl. https://www. nobelprize.org]

Einen Aspekt der Geruchsrezeptoren möchte ich an dieser Stelle nicht unerwähnt lassen, nämlich, dass auch Zellen riechen können – wenn auch nicht im eigentlichen Sinne. An der Bochumer Universität hat ein Team unter Leitung von Professor Hans Hatt Geruchsrezeptoren auf nahezu allen Organzellen nachgewiesen; manche Zellen tragen nur einige wenige, andere hingegen zehn oder mehr verschiedene Varianten. Rund 400 Typen von Duftrezeptoren sind bisher im Menschen gefunden worden. Sie sind allerdings nicht fürs Riechen im eigentlichen Sinne zuständig, denn von den Duftrezeptoren auf einer Organzelle geht kein Signal ans Gehirn, und somit entsteht auch kein Riecheindruck, da der eigentliche Geruchseindruck erst im Gehirn beginnt. Anders als Geruchsrezeptoren in der Nase sind diese Rezeptoren dafür verantwortlich, wichtige Stoffwechselprozesse zu regulieren. Deswegen sprechen die Experten auch lieber von Chemo- oder extranasalen Duftrezeptoren. Die ersten Duftrezeptoren außerhalb der Nase wurden bereits 2003 von Hatts Team in Spermien entdeckt: Wenn ein Geruch des Vaginalsekretes auf die Chemorezeptoren der Samenzellen trifft, werden sie beweglicher und schwimmen schneller. Wissenschaftler gaben diesen Rezeptoren den Namen hOR17-4.

Weitere Forschungen ergaben, dass Haarwurzelzellen wiederum Duftrezeptoren für Sandalore haben, den Duft des Sandelholzes. Experimente zeigen, wenn dieser Duft an die Duftrezeptoren der Haare andockt, werden Wachstumsphase und Lebenszeit der Haare verlängert. Doch nicht nur bei den Haarzellen wirkt Sandalore, sondern auch bei den Hautzellen. Dort fördert es ihr Zellwachstum und ihre Beweglichkeit, was wiederum Wundheilung und Hautregeneration anregt.

Die Darmbewegung wird indes offensichtlich von extranasalen Duftrezeptoren eingeleitet, die auf einen Duft reagieren, der von Darmbakterien abgegeben wird, wenn sie Ballaststoffe aus Vollkornbrot, Gemüse oder Obst verarbeiten. Diese Verstoffwechslungsduftstoffe der Bakterien gelangen dann über das Blut auch in die Niere und besetzen dort die extranasalen Duftrezeptoren. Dies führt zur Produktion des Hormons Renin, das daran beteiligt ist, den Blutdruck zu regeln. Außerdem beeinflussen diese Rezeptoren in der Niere auch die Filtermenge, also wie viel Wasser und damit dort gelöste Substanzen ausgeschieden werden.

Im Gehirn gibt es ebenfalls Duftrezeptoren, die sich in die Kommunikation zwischen Nerven- und Mikrogliazellen – das sind sozusagen die Zellen der „Müllabfuhr – einschalten. So hat man festgestellt, dass bei Parkinson- und Alzheimerpatienten die Rezeptorenmischung in diversen Nervenzelltypen verändert ist.

Auch in Krebszellen der Prostata, des Brustgewebes und des Darms kommen Chemorezeptoren in großer Menge vor. In Zellkulturexperimenten ist gezeigt worden, dass eine Blockade der Rezeptoren das Wachstum der Krebszellen fast immer stark minimiert. [vgl. Lee, S.-J., Depoortere, Inge, Hatt, H. (2019)]

Diese speziellen Duftrezeptoren der Zellen erwähne ich deswegen, weil dieses „Riechen" auch indirekt auf unsere Psyche wirkt. Denn wenn es unseren Zellen und unserem Körper gutgeht, geht es uns auch psychisch gut.

Sie sehen, unser Gehirn ist nicht so objektiv, wie man im ersten Moment glauben mag. Im Gegenteil, es glaubt sehr stark unseren Sinnesorganen. Doch anstatt aus der Summe aller Sinneseindrücke die „Wahrheit" zu entwickeln, präferiert unser Gehirn einige Sinnesorgane und reagiert teilweise unreflektiert darauf.

Aber genau dies kann man sich zunutze machen. Dazu ein Beispiel von mir selbst, wie ich mithilfe meiner Sinnesorgane mein Gehirn überliste:

Da ich eine „Eule" bin, ist das morgendliche Aufstehen nicht gerade meine Stärke. Also habe ich mir ein paar Tricks überlegt, um meinen Tag gut zu beginnen.

Als Erstes sage ich mir morgens laut fünf Sachen, auf die ich mich an diesem Tag freue, dann grinse ich ein paar Mal dämlich in den Spiegel, an dem immer ein lustiges Tierfoto hängt, und tanze und singe drei Minuten zu einem poppigen Song aus dem Radio. Zum Glück sieht mich dabei niemand.

Und wenn das alles noch nicht richtig gegen den Morgenblues geholfen hat, kommt meine persönliche ultimative Geheimwaffe. Es gibt einen Duft, der bei mir sofort ganz starke Glücksgefühle auslöst: Petrichor. Die meisten denken jetzt wahrscheinlich, dass das irgendein teures und edles Parfüm ist. Weit gefehlt. Es ist der Duft, der im Sommer entsteht, wenn Regentropfen auf von der Sonne erwärmte Pflanzen,

Erde und Straßen trifft. Der Name ist eine Wortschöpfung, die sich Mineralogen in den 1960er-Jahren ausgedacht haben, und er setzt sich aus zwei griechischen Wortteilen zusammen: „Petra" (ein weiterer Grund, warum ich den Namen liebe) für „Stein" und „Ichor", was so viel bedeutet wie „Götterblut". [vgl. Wikipedia]

Da es nicht jeden Morgen, wenn ich aufstehe, einen warmen leichten Sommerregen gibt, habe ich mir zunächst Petrichor als Parfüm gekauft. Doch der Geruch war nicht „mein" Regenduft, der in meinem Geruchsgedächtnis als ultimativer Glückskick gespeichert war. Zum Glück gab mir kurz darauf ein Parfümeur einen tollen Tipp, nämlich offene Schraubgläser mit etwas desodoriertem Kokosfett im Moment des Sommerregens aufzustellen. So kann man sich diesen Geruch lange konservieren; man muss nur aufpassen, dass man den richtigen Zeitpunkt zum Einfangen des Duftes erwischt.

Unser Gehirn – der größte Märchenerzähler

Nicht nur, dass unser Gehirn durch unsere Sinnesorgane manipuliert und im wahrsten Sinne des Wortes an der Nase herumgeführt wird, sondern es zahlt es uns auch noch mit gleicher Münze heim, indem es uns frei erfundene Geschichten als Wahrheit verkauft. Lange Zeit dachte man, dass unsere Erinnerungen einen hohen Grad an Objektivität besitzen, doch heute weiß man, dass sie eher einer frei erfundenen Geschichte als der Wahrheit gleichen.

Kriminalpolizei und Gerichte kennen das Problem der sehr unterschiedlichen Zeugenaussagen, die oftmals nicht nur nichts miteinander gemein haben, sondern sich im Laufe der Zeit auch noch verändern. Und auch Sie haben es vielleicht schon erlebt, dass Sie Erinnerungen an gemeinsame Urlaube, Ereignisse usw. ganz anders in Erinnerung haben als Ihre Familie oder Ihre Freunde, obwohl alle eigentlich das Gleiche erlebt haben. Man darf nicht dem Irrtum unterliegen, zu glauben, dass Erinnerung Realität sei. Zu viele Faktoren beeinflussen unsere Erinnerung: [vgl. Kaplan, R. L. et al. (2015)] [vgl. Bisby, J. A. et al. (2016)] [vgl. Mitchell, T. R. (1997)]

1. <u>Sinnesorgane</u>: Welchen manipulierenden Einfluss unsere Sinnesorgane auf unser Gehirn und somit auch auf unsere Erinnerung haben, wurde bereits im vorangehenden Kapitel ausführlich erläutert.

2. <u>Zeit</u>: Erlebnisse nach dem Ereignis verändern unsere Erinnerung. Häufiges Darüber-Nachdenken führt wie bei „stiller Post" zu einer Veränderung des Erinnerten. Das heißt, man kann davon ausgehen, dass, je länger ein Ereignis zurückliegt, desto stärker wird es von unserem Gehirn verändert.

3. <u>Emotionen und persönliche Erfahrungen</u>: Je emotionaler wir etwas erleben, umso stärker prägt es sich in unser Gehirn ein. Im Umkehrschluss bedeutet das, dass emotionslose Ereignisse einfach aus unserem Gedächtnis gelöscht werden. Das Vergessen von „unwichtigen" Ereignissen ist eine Art Überlaufschutz für unser Gehirn; denn würde sich unser Gehirn alles merken, würde es nicht nur bald an seine Speichergrenzen stoßen, sondern so viele Informationen wären auch für die Evolution und für die individuelle Entwicklung ein riesiger Nachteil.

4. <u>Rekonstruktion</u>: Besteht bei unserer Erinnerung eine scheinbare Erinnerungslücke, versucht unser Gehirn, diese logisch zu füllen. Ein typisches Beispiel ist der „Knallzeuge". Man hört, während man im Haus ist, einen Knall. Beim Blick nach draußen sieht man dann zwei verunfallte Autos. Später erzählt man die Geschichte, als ob man gesehen hätte, dass die Autos zusammengestoßen sind. Unser Gehirn hat es evolutionär gelernt, Geschichten sinnvoll zu ergänzen.

5. <u>Prüfungseffekt</u>: Das Gehirn vieler Menschen reagiert auf Fragen nach der Vergangenheit wie auf eine Prüfung. Nach dem Motto: lieber irgendetwas erzählen, als nichts sagen. Ein Freund von mir ist Polizist und er hat mir einmal erzählt, dass das Erste, was man über Befragungstechniken bei der Polizei lernt, ist, mit Fragen niemanden in die Enge zu drängen. Fragt man zum Beispiel „War der Täter dick oder dünn?", antworten überproportional viele Befragte „mittel", weil sie es nicht genau wissen und keine falsche Aussage machen möchten.

6. <u>Scheinerinnerungen</u>: Es gibt auch Erinnerungen, die Menschen absichtlich oder unabsichtlich eingepflanzt werden. Wenn uns unsere Eltern oft etwas aus unserer Kindheit erzählen, dann haben wir irgendwann das Gefühl, dass wir uns wirklich daran erinnern können. Bei diesem Thema müssen besonders wir Ärzte und Therapeuten aufpassen, dass wir dem Patienten nicht unsere eigene Vermutung über seinen Gesundheitszustand suggerieren.

7. <u>Negative vor positiven Ereignissen</u>: Sind Sie schon einmal vom Einkaufen nach Hause gekommen und haben erzählt, dass Sie heute ewig an der Kasse gestanden haben und es einfach nicht voranging? Wahrscheinlich ja. Aber wie oft haben Sie schon mal erzählt, dass Sie heute beim Einkaufen eine schnelle Kasse hatten. Das liegt daran, dass die Erinnerung an schlechte Ereignisse für die Evolution hilfreicher war als die Erinnerung an gute. Es war wichtig zu wissen und zu merken, dass die eine bestimmte Beere Bauchschmerzen verursacht; es war aber nicht so überlebenswichtig zu wissen, dass die eine Beere etwas leckerer ist als die andere. Dieses Merken ist allerdings stimmungsabhängig. So erinnert man sich in einer depressiven Stimmung eher an negative Sachen und in einem positiven Moment eher an schöne Dinge.

8. <u>Bedeutsamkeit</u>: Täglich prasseln Millionen von Eindrücken auf uns ein. Evolutionsbiologisch macht es jedoch keinen Sinn, sich an etwas zu erinnern, außer es hat eine Bedeutung für uns. Es ist zum Beispiel nicht wichtig, sich zu merken, welche Farbe die Autos hatten, die man auf dem Nachhauseweg gesehen hat. Es ist aber wichtig, sich zu merken, wo eine 30er-Zone neu eingerichtet

wurde. Manchmal vertut sich allerdings auch unser Gehirn und meint, es sei zum Beispiel nicht wichtig, sich zu merken, wo man den Schlüssel hingelegt hat. Ereignisse mit hoher Emotion lassen sich besonders gut merken. In diesem Zusammenhang muss ich immer an ein Ereignis aus meiner Schulzeit denken. Gleich am ersten Tag nach den Sommerferien schrieben wir einen englischen Vokabeltest. Und Sie können sich vorstellen, wie das Ergebnis war … wutschnaubend knallte unser Englischlehrer die schlechten Arbeiten auf den Tisch und brüllte uns an: „Wenn ihr nicht alle in den nächsten Ferien nach England fliegt und euch dort in eine süße Engländerin oder einen feschen Briten verliebt, will ich euch nie wiedersehen." Er hatte das Prinzip der Emotionen als Lernhilfe voll verstanden.

9. Aktualisierung der Vergangenheit: Immer, wenn wir uns an ein früheres Ereignis wieder erinnern, bewerten wir es vor dem Hintergrund der neuen Erfahrungen neu. Wenn wir es dann wieder abspeichern, hat die Erinnerung sich für uns verändert.

10. Fehlender Zusammenhang: Dass sich negative Ereignisse oft sehr stark einprägen, haben wir weiter vorne schon besprochen. Oftmals ist es aber so, dass das Ereignis nur sehr isoliert gemerkt wird, wohingegen der Kontext vollkommen vergessen wird. Auch das haben Sie bestimmt schon einmal erlebt: An einen heftigen Streit erinnern wir uns noch sehr lange, doch wie es überhaupt dazu kam, wissen wir nach kurzer Zeit bereits oft nicht mehr.

11. Retromanie: Früher war alles besser. Dass man seine Erinnerung sukzessive verändert, haben wir schon besprochen. Das kann dabei bei der kurzfristigen Vergangenheit sowohl in die positive als auch in die negative Richtung gehen. Doch an die länger zurückliegende Vergangenheit denken die meisten Menschen übertrieben positiv. Das hat laut Psychologen zwei Gründe: Erstens bewerten wir die Vergangenheit positiver, als sie war, um nicht mit schlechten Erinnerungen in die Zukunft zu starten, denn das würde uns zu sehr belasten und uns davon abhalten, neue Erfahrungen zu machen – aus Angst, wieder etwas Negatives zu erfahren oder sogar zu scheitern. Und der zweite Grund ist eine Art Realitätsflucht, denn Untersuchungen haben gezeigt, dass die Retromanie vor allem dann sehr ausgeprägt ist, wenn die Gegenwart negativ oder sehr stressig ist. Eine Studie der Universität von Southampton konnte zeigen, dass Menschen, die sich gerne an die Vergangenheit erinnern, auch im Hier und Jetzt glücklicher und zufriedener sind.

So gehen Gedächtnisforscher sogar davon aus, dass falsche Erinnerungen eher die Regel als die Ausnahme sind. Das kann sogar so weit gehen, dass jemand eine Straftat gesteht, die er überhaupt nicht begangen hat. [vgl. Shaw, J., Porter, S. (2015)]

Und da unser Gehirn unsere Vergangenheit ständig neugestaltet, kann man davon ausgehen, dass irgendwann nichts mehr so war, wie wir es glauben. Und irgendwann kann unser Gehirn nicht mehr unterscheiden, ob es eine echte oder unechte Erinnerung ist. [vgl. Bernstein, D. M., Loftus, E. F. (2009)]

Evolutionär war und ist das auch nicht relevant, denn die Evolution interessiert sich nur fürs Überleben; ob das durch Wahrheiten oder Unwahrheiten passiert, ist dabei nicht relevant.

Doch wie können wir diesen Effekt des märchenerzählenden Gehirns nutzen? Gerne verrate ich meinen Patienten einen Trick, den ich selbst gerne anwende. So schreibe ich jeden Tag zehn schöne Sachen auf, die mir heute oder in der Vergangenheit passiert sind. Es manipuliert mein Gehirn positiv und sorgt dafür, dass meine sowieso einseitige Wahrnehmung sich auf das Positive fokussiert. Es passiert jeden Tag so viel Schönes, und wir dürfen unsere Sinnesorgane und unser Gehirn nicht davor verschließen.

Es war einmal... Lassen Sie sich von Ihrem Gehirn keine bösen Märchen erzählen.

Schokolade mit allen Sinnen

Sie lieben Schokolade? Dann ist diese Entspannungstechnik „to go" für Sie perfekt. Denn mit dieser Schokoladen-Meditation werden Sie zum Maître Chocolatier.

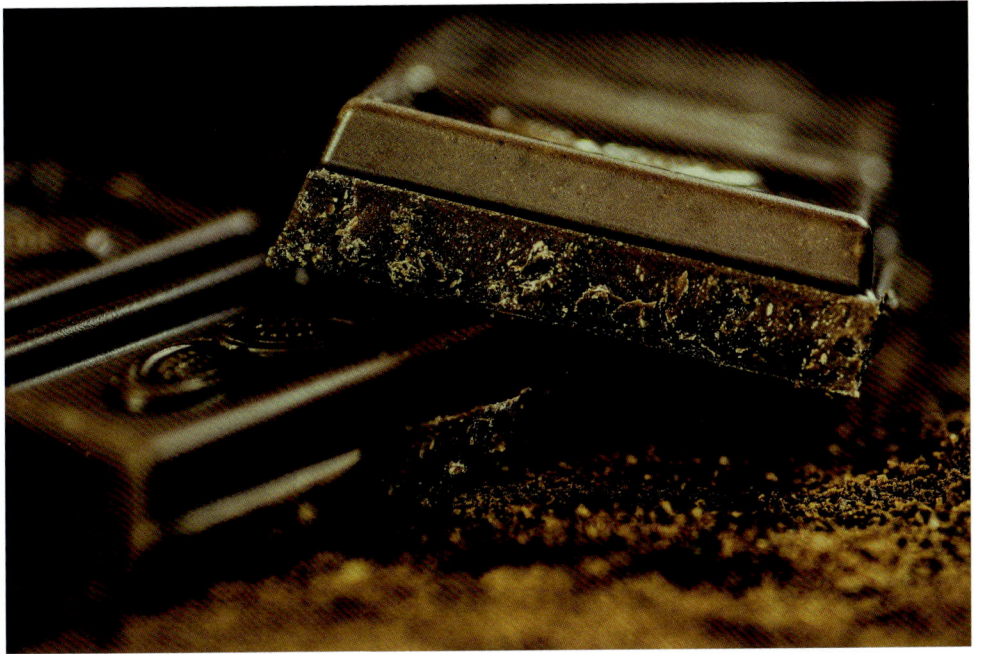

- Wenn Sie Ihre Schokoladensorte gefunden haben, suchen Sie sich bitte einen Ort, an dem Sie sich richtig wohlfühlen.

- Schließen Sie nun Ihre Augen und öffnen Sie behutsam die Packung der Schokolade. Konzentrieren Sie sich auf Ihre Ohren und den Geruchssinn. Hören Sie, wie die Folie raschelt und wie sich der Geruch der Schokolade intensiviert.

- Aktivieren Sie nun Ihren Tastsinn und fühlen Sie, wie die Schokolade sich anfühlt.

- Halten Sie nun die Schokolade an Ihr Ohr und brechen Sie ein Stück ab. Horchen Sie dabei auf das knackende Geräusch.

- Riechen Sie jetzt noch einmal an der Schokolade. Hat sich der Geruch nach dem Abbrechen eines Stücks verändert?

- Öffnen Sie nun wieder Ihre Augen und betrachten Sie das Stück Schokolade von allen Seiten.

- Berühren Sie nun die Schokolade mit Ihren Lippen.

- Nun kommen wir zum Höhepunkt: Nehmen Sie hierfür das Stück Schokolade in den Mund und lassen Sie es langsam auf Ihrer Zunge zergehen. In manchen Schokoladensorten findet man mehr Aromasorten als im Wein. Versuchen Sie sie herauszuschmecken. Achten Sie einmal darauf, wie sich der Geschmack im Mund durch den Schmelzvorgang verändert.

- Wenn die Schokolade im Mund komplett geschmolzen ist, schlucken Sie sie langsam herunter.

Sie sind kein Schokoladen-Fan? Kein Problem: Nehmen Sie Ihr Lieblingsessen und gehen Sie nach dem gleichen Prinzip vor.

Leiden Sie auch unter Prokrastination?

Einige werden jetzt wahrscheinlich die Kurzform eines hessischen Fragesatzes wählen und mit „Heh?" antworten.

Doch auch wenn das Wort „Prokrastination" vielen fremd ist, kennt doch jeder die deutsche Übersetzung, und jeder hat es mit Sicherheit schon mehrmals praktiziert. Die Rede ist von der „Aufschieberitis". Die Aufschieberitis ist so verbreitet, dass sogar ein Sprichwort dafür umgewandelt wurde: „Was du heute kannst besorgen, das verschiebe ruhig auf morgen." Aber ist es immer reine Faulheit, die Persönlichkeit, künstlerische Kreativität oder falsches Zeitmanagement, was uns dazu verleitet, wichtige Dinge auf die lange Bank zu schieben? Nein, in den meisten Fällen ist mal wieder unser Gehirn schuld, denn die Neigung, Ablenkungen nachzugeben und Dinge aufzuschieben, wird maßgeblich von unserem Gehirn gesteuert.

Wissenschaftliche Untersuchungen unter Leitung von Caroline Schlüter haben gezeigt, dass Menschen, die zur Prokrastination neigen, eine vergrößerte Amygdala haben. Bei der Amygdala handelt es sich nicht nur um den Teil des Gehirns, der für die Gefühle verantwortlich ist, sondern die Amygdala warnt uns auch vor möglichen negativen Konsequenzen einer Handlung. Eine große Amygdala bewirkt also laut den Wissenschaftlern, dass man aus Angst vor den Konsequenzen eher eine Handlung aufschiebt. [vgl. Schlüter, C., Fraenz, C., Pinnow, M. (2018)]

Doch bei Menschen, die zur Prokrastination, Aufschieberitis, neigen, ist die Amygdala nicht nur größer, sondern auch schlechter mit dem sogenannten dorsalen anterioren cingulären Cortex („dorsaler ACC") verbunden. Dieser Bereich des

Gehirns schätzt anhand von zahlreichen Informationen den möglichen Ausgang von Handlungen ein und entscheidet dann, ob die entsprechende Handlung in die Tat umgesetzt werden soll. Wenn sich der dorsale ACC zu einer Handlung entschlossen hat, sorgt er auch dafür, dass wir der Versuchung, ablenkenden „unwichtigen" Tätigkeiten nachzugehen, widerstehen.

Entscheidet also zum Beispiel der dorsale ACC, dass wir die Steuererklärung machen sollten, sorgt er gleichzeitig dafür, dass wir nicht der Versuchung unterliegen, doch lieber Urlaubskataloge für die nächste Reise anzuschauen.

Der dorsale ACC ist also der Teil des Gehirns, der uns vor der Prokrastination schützt.

Ist allerdings die Verbindung zwischen dem dorsalen ACC und der Amygdala schwach, nimmt der hemmende Einfluss der Amygdala zu. Wir trauen uns also nicht zu, zu handeln, und geben Ablenkungen schneller nach.

Jetzt könnte man natürlich argumentieren, dass es doch gut ist, sich auch mal mit unwichtigen Sachen zu beschäftigen, mal nichts zu tun, also eine kreative Pause einzulegen.

Ja, es stimmt: Es ist wichtig, dass wir auch mal nichts tun, unser Gehirn und unseren Körper zur Ruhe kommen lassen, aber bitte nicht, wenn uns die Amygdala dazu zwingt, sondern dann, wenn wir diese Passivität aktiv und bewusst in unseren Tagesablauf integrieren. Denn wenn unser Gehirn uns zur Prokrastination zwingt, signalisiert es uns, dass wir die wichtige Sache nicht machen sollten, weil wir es sowieso nicht schaffen können oder etwas Ungünstiges daraus resultieren könnte. Wir agieren also in einem solchen Moment aus einem Gefühl der Unsicherheit heraus. Und das ist ganz schlecht für unser Selbstbewusstsein.

Während man sich nach einer bewusst eingelegten Phase der Ruhe und kreativen Pause erholt, gestärkt und gut fühlt, fühlt man sich nach einer Phase der Prokrastination frustriert, deprimiert und beschämt. Damit wir aber das Gefühl haben, diesen Tag wirklich gelebt zu haben, müssen wir stolz auf uns sein. Und den inneren Schweinehund, also unsere Amygdala, zu überwinden, macht unglaublich stolz.

Erstaunlicherweise stelle ich fest, dass oftmals Menschen, die schwer krank sind oder deren Lebenszeit nur noch sehr begrenzt ist, wichtige Dinge nicht aufschieben, sondern sehr zielstrebig angehen. So als ob die Amygdala sagen würde: „Was soll jetzt noch Schlimmes passieren? Mach es, du schaffst es, schlimmer kann es sowieso nicht werden."

Denken Sie bei der nächsten Prokrastinations-Attacke daran, dass sich Ihre Amygdala irrt. Denken Sie daran: *Man lebt nur täglich.*

Ein Tag, an dem man stolz auf sich ist,
ist ein gelebter Tag.

Sind Sie ein Multitasker?

Kommen Ihnen solche Momente bekannt vor: Während man mit Freunden telefoniert, beantwortet man am Computer die E-Mails und überfliegt die hinein ploppenden Headlines auf dem Monitor. Oder man hilft während des Kochens den Kindern bei den Hausaufgaben und lauscht einem Gesundheitsbericht im Fernsehen. Oder Sie beantworten während des Meetings die SMS und schreiben die To-do-Liste für die kommende Woche. Die Rede ist von Multitasking – eine Fähigkeit, die allgemein als positiv bewertet und vor allem Frauen nachgesagt wird. Aber stimmt das, sind Frauen wirklich multitaskingfähiger? Und ist Multitasking wirklich Multitasking und wie viel schneller und effektiver ist man mit Multitasking?

Bevor wir zur Beantwortung dieser Fragen kommen, haben Sie jetzt erst einmal die Möglichkeit zu testen, ob Sie ein Multitasker sind.

Hierzu benötigen Sie folgende Utensilien:

1. eine Stoppuhr bzw. Ihr Smartphone
2. zwei Blatt Papier und ein Stift

Legen Sie das erste Blatt Papier nun quer und zeichnen Sie 26 kleine Striche.

– –

Nun zeichnen Sie darunter weitere 26 kleine Striche.

— —

Das Gleiche machen Sie auf dem zweiten Blatt Papier (bzw. auf der Rückseite).

Nehmen Sie nun Blatt 1 zur Hand und schreiben Sie auf die ersten Striche das deutsche Alphabet; danach schreiben Sie auf die zweite Striche-Reihe die Zahlen 1 bis 26. Stoppen Sie bitte die Zeit, die Sie für die beiden Aufgaben zusammen benötigen.

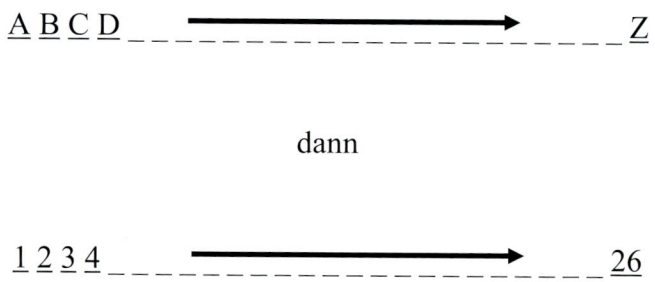

A B C D _ _ _ _ _ _ _ _ _ _ _ _ _ _ _ _ _ Z

dann

1 2 3 4 _ _ _ _ _ _ _ _ _ _ _ _ _ _ _ _ _ 26

Nun nehmen Sie das zweite Blatt Papier zur Hand (bzw. die Rückseite) und schreiben Sie immer abwechselnd einen Buchstaben und eine Zahl, bis die 26 Buchstaben des Alphabets bzw. die 26 Zahlen vollständig sind. Und stoppen Sie wieder Ihre Zeit.

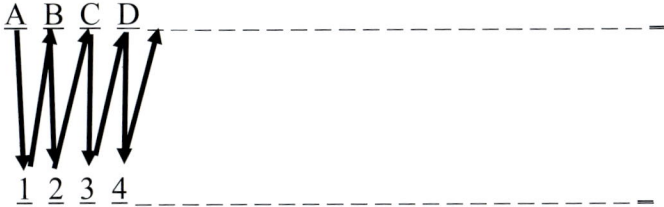

Bei welcher Methode waren Sie schneller und fehlerfreier?

Sie sind kein Multitasker. Seien Sie nicht frustriert; so wie Ihnen geht es mir und fast jedem Menschen. Obwohl wir es alle ständig machen, vermutet man, dass weniger als ein Prozent aller Menschen mutitaskingfähig ist. Unser Gehirn ist dafür nicht konzipiert. Doch dazu im nächsten Kapitel mehr.

Multitasking ist eine Selbsttäuschung

Wenn es sich im letzten Kapitel herausgestellt hat, dass Sie ein Multitasker sind, können Sie die nächsten zwei Kapitel überspringen. Das Gros, die sogenannten Singletasker, sollte jedoch unbedingt weiterlesen.

Das Wort „Multitasking" gaukelt uns vor, dass wir mehrere Sachen gleichzeitig machen, doch das ist ein Irrglaube, denn in Wirklichkeit switchen wir ständig zwischen den Aufgaben hin und her. Und Ähnliches passiert auch in diesem Moment in unserem Gehirn. Bei voller Konzentration arbeiten die linke und die rechte Seite des präfrontalen Kortex (vorderer Teil des Gehirns) synchron. Beim sogenannten Multitasking schalten jedoch die beiden Seiten des präfrontalen Kortex ständig hin und her. Dieses Umschalten dauert zwar nur Bruchteile einer Sekunde, aber diese Mikrosekunden summieren sich. „Wer nur für drei Minuten aus einer Aufgabe herausgerissen wird oder sich selbst einer neuen Aufgabe zuwendet, braucht danach zwei Minuten, um wieder auf dem gleichen Stand wie vorher zu sein", sagt die Arbeits- und Organisationspsychologin Dr. Wiessmann. [vgl. Baethge, A., Rigotti, T. (2010)] So dauert eine Multitasking-Tätigkeit bis zu 40 Prozent länger, als wenn Sie die gleichen Aufgaben einzeln machen würden – und sie ist wesentlich fehlerbehafteter. Dieser ständige Wechsel ist für das Gehirn sehr anstrengend; die Folge ist ein höherer Glukoseverbrauch, was wiederum zu einer schnelleren Erschöpfung und Desorientierung führt. [vgl. Levitin, D. J. (2015)]

Neue Studien zeigen, dass Multitasking – insbesondere das Medien-Multitasking – zu einer Abnahme der Gehirnstruktur führt, die sowohl für die Regulation der automatischen Körperfunktionen wie Puls und Blutdruck wichtig ist als auch für

Entscheidungsfindungen, Emotionen, Empathie und Impuls-kontrolle. [vgl. Loh, K. K., Kanai, R. (2014)]

Gleichzeitig leidet das Kurzzeitgedächtnis.

Multitasking ist jedoch nicht nur schlecht für das Gehirn, sondern sogar für den ganzen Körper, denn es bedeutet massiven Stress, was die Ausschüttung von Stresshormonen wie Cortisol und Adrenalin zur Folge hat, deren negative Wirkung auf den Körper ich bereits am Anfang dieses Buches geschildert habe.

Doch auch beim Multitasking gilt: keine Regel ohne Ausnahme.

1. Die Kombination von Bewegung und Denkaufgaben: Denkaufgaben während sportlicher Tätigkeiten sind für Gehirn und Körper sogar förderlich. [vgl. Hass CJ et al. (2015)] Diese Form des Multitaskings nutzt auch das sogenannte Life-Kinetik-Training. Dabei werden Wahrnehmungsaufgaben mit kognitiven Herausforderungen und ungewöhnlichen und zum Teil spaßigen Bewegungen gekoppelt. Das Ziel besteht darin, viele neue Verbindungen zwischen den Gehirnzellen zu schaffen, um beim Sport, beim Lernen oder im Alltag leistungsfähiger zu werden. [vgl. Lutz, H. (2017)]

2. Die Kombination von gedanklicher Problemlösung mit einfachen (langweiligen) Tätigkeiten. Bestimmt hatten Sie auch schon mal beim Duschen, Bügeln oder Abwaschen die besten Ideen. [vgl. Sapolsky, Robert M. (2015)]

3. Eine isolierte Multitasking-Aufgabe lässt sich allerdings auch trainieren. Wenn Sie zum Beispiel die Multitasking-Aufgabe aus dem vorangehenden Kapitel sehr oft

machen, werden Sie deutlich besser abschneiden; ähnlich wie, wenn Sie trainieren, mit der einen Hand im Uhrzeigersinn den Bauch zu streicheln und mit der Hand auf Ihren Kopf zu klopfen. Auch dabei macht Übung den Meister. Deswegen haben Schlagzeuger bei dieser Bauch-Kopf-Streichel-Klopf-Übung keine Probleme, weil verschiedene Handbewegungen zu ihrem Beruf gehören, wie ein schlagzeugspielender Patient mir einmal eindrucksvoll demonstrierte. Das bedeutet allerdings nicht, dass man, wenn man eine Multitasking-Aufgabe beherrscht, generell ein Multitasker ist. Man hat sich nur für diese spezielle Aufgabe eine Routine angeeignet, was wiederum die enorme Lernfähigkeit unseres Gehirns beweist.

Doch obwohl wir wissen, dass Multitasking nicht gut für uns ist, schauen wir doch bei jedem „Pling" hektisch auf unser Smartphone oder machen eben mal schnell noch etwas nebenbei. Warum lassen wir uns so gerne ablenken? Schuld daran ist unser neurogenes Belohnungssystem. Auch wenn Konzentration für unser Gehirn sehr gut ist, sehnt es sich doch nach Neuem, nach Ablenkung. Denn das Neue bedeutet Ausschüttung von Dopamin, einem weiteren Glückshormon, und sofort fühlt sich Ablenkung gut an. Schon im Jahr 1954 entdeckten die US-Forscher James Olds und Peter Milner vom California Institute of Technology durch Zufall das Belohnungssystem im Gehirn. Um Erkenntnisse über Lernprozesse zu gewinnen, pflanzten sie Ratten eine Elektrode ins Gehirn, die auf Knopfdruck leichte elektrische Ströme abgab. Doch als sie versehentlich bei einem Tier die Elektrode in das falsche Areal einpflanzten, kam es zu einer unerwarteten Reaktion: Die Ratte wurde verrückt nach den Stromschlägen und tat alles, um immer mehr davon zu bekommen. Daraufhin bauten die Forscher die Versuchsreihe aus, indem sie die Elektrode mehreren Ratten in das „neue" Areal einpflanzten und den Nagern die Möglichkeit gaben, über einen Hebel sich selbst Stromschläge zuzufügen. Die Ratten empfanden die elektrische Selbst-Schmerz-Stimulation offenbar als eine so schöne Belohnung, dass sie sogar Futter und Trinken stehen ließen und bis zur vollkommenen Erschöpfung immer wieder den Hebel betätigten. [vgl. Olds, J., Milner, P. (1954)] [vgl. Stangl, W. (2022)]

Das, was im Experiment der „Glückshebel" für die Nager war, ist heute für uns Menschen das WhatsApp-Pling oder das Klingeln des Smartphones.

Auf die Komplexität und wie sehr dieses Belohnungszentrum uns in eine Sackgasse laufen lässt, gehe ich später noch einmal ein.

Fokussierung, Belohnung, Stundenplan

Da Multitasking bzw. Ablenkung für unser Gehirn ein regelrechter Suchtfaktor darstellt und wir es nicht lassen können, obwohl wir wissen, dass es uns nicht guttut, brauchen wir ein regelrechtes Entzugstraining.

1. Fokussierungsübungen

Wir müssen wieder lernen, uns zu fokussieren. Hierfür zeige ich Ihnen drei Fokussierungs-Übungen, die ich selbst gerne regelmäßig in meinen Alltag einbaue.

A. Ball einfangen

Dazu schließen Sie bitte Ihre Augen und stellen sich eine Art Dartscheibe vor.

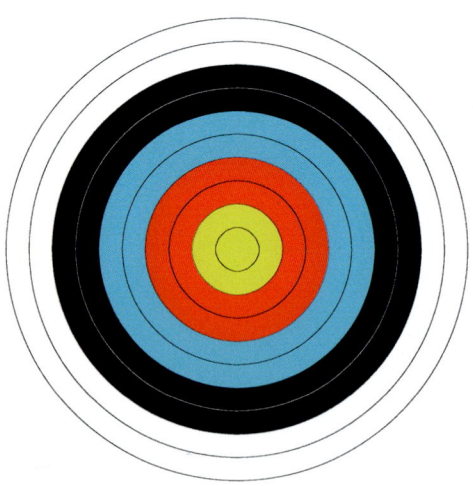

Nun stellen Sie sich vor, dass auf Ihrer Dartscheibe ein grüner Punkt hin- und herspringt, ungefähr so:

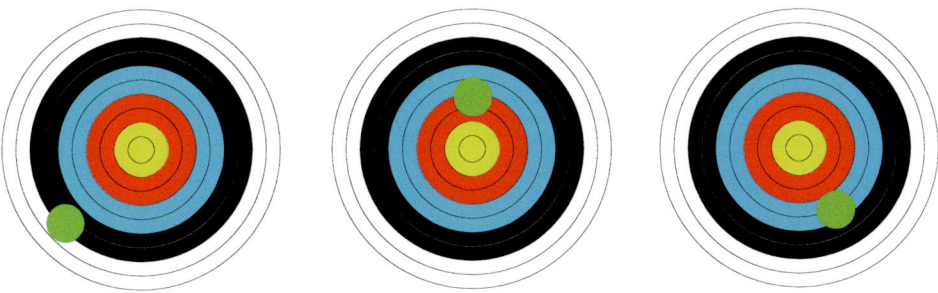

Nachdem Sie den Ball einige Zeit lang hin- und herspringen ließen, setzen Sie ihn nun in Gedanken in die Mitte und halten Sie ihn dort für mindestens 30 Sekunden.

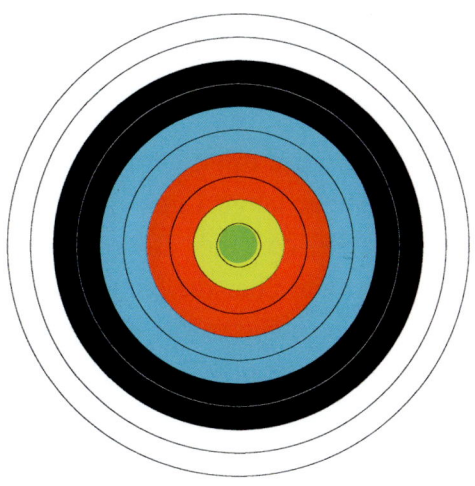

B. rückwärts sprechen oder buchstabieren:

Hierbei buchstabieren Sie ein Wort rückwärts oder, als Steigerung, sprechen Sie es rückwärts. Wichtig ist, jedes Mal ein anders Wort zu nehmen.

C. Übungen aus dem Life-Kinetik-Training

Gerne mache ich zur Fokussierung auch eine Life-Kinetik-Übung. Außer der Fokussierung hat man dabei gleichzeitig ein Gehirntraining, und weil die Übungen immer ein bisschen verrückt sind, machen sie mir persönlich auch sehr viel Spaß. Ein Nachteil der Life-Kinetik-Übungen ist, dass eine Übung nur so lange als Training funktioniert, solange man sie nicht kann. Beherrscht man die Übung perfekt, sozusagen im Schlaf, so dass man stolz auf sich ist, muss man sich als Fokussierungs- und Gehirntraining eine neue Übung aussuchen. Der zweite Nachteil ist, dass man eine gewisse körperliche Fitness braucht. [vgl. Lutz, H. (2017)]

Hier ein Life-Kinetik-Beispiel:

Hüpfen über eine Linie

Basisübung: Markieren Sie mit einem Klebeband oder einer Schnur eine circa 1 Meter lange Linie quer vor Ihren Füßen. Achten Sie dabei darauf, dass der Boden eben ist. Springen Sie nun mit beiden Beinen über die Linie und landen Sie auf dem linken Bein. Springen Sie sofort wieder zurück und landen Sie auf dem rechten Bein. Beim folgenden Sprung vorwärts landen Sie auf beiden Beinen.

In der nächsten Runde starten Sie mit dem Sprung nach hinten, halten dabei aber die gleiche Sprungfolge ein.

Als Steigerung nehmen Sie noch eine Additionsaufgabe hinzu, zum Beispiel immer eine Zweier-Addition, also erster Bodenkontakt 2, zweiter Bodenkontakt 4, dritter Bodenkontakt 6 usw. Oder Sie buchstabieren dabei ein Wort. Den Varianten sind keine Grenzen gesetzt. Wichtig ist, dass alles möglichst flüssig abläuft.

Wenn Sie körperlich nicht so fit sind, können Sie die Übung auch mit den Händen machen. Hierzu markieren Sie Ihre Linie einfach auf dem Tisch, setzten sich davor und hüpfen mit Ihren Händen über die Linie.

Weiter Übungen, Infos und Trainer finden Sie unter www.lifekinetik.de.

2. Belohnung

Das Hauptproblem ist, wie bereits im vorherigen Kapitel besprochen, der Suchtfaktor der Ablenkung, also des Multitaskings. Das heißt, man muss dafür sorgen, dass die Single-Tätigkeit genauso das Belohnungszentrum im Gehirn triggert wie die Ablenkung. Hierbei ist es wichtig, zwischen Aufgaben zu unterscheiden, die wir gerne tun, und Aufgaben, die wir nicht gerne tun.

Prinzipiell hat man herausgefunden, dass die Konzentrationsfähigkeit stark altersabhängig ist. [vgl. Stangl. W. (2022)]

5- bis 7-Jährige können sich durchschnittlich 15 Minuten konzentrieren,

7- bis 10-Jährige durchschnittlich 20 Minuten,

10- bis 12-Jährige durchschnittlich 20 bis 25 Minuten,

12- bis 14-Jährige durchschnittlich 30 Minuten und

Erwachsene durchschnittlich 90 Minuten.

Bei älteren Menschen nimmt die Konzentrationsfähigkeit wieder ab.

Außer der individuellen Konzentrationsfähigkeit und der Tagesform hat aber jeder an sich selber wahrscheinlich schon erfahren, dass man in manche Tätigkeiten förmlich versunken ist und man sich bei anderen Tätigkeiten schon nach wenigen Minuten nach Abwechslung sehnt. Deswegen sollte man die konzentrierte Zeit auch individuell gestalten. Bei Aufgaben, die man gerne macht, sollte man sich als Erwachsene den Wecker auf 75 Minuten stellen. Nach dem Klingelzeichen sollte man den Moment wählen, in dem man in einem richtigen kreativen Flow ist, also aufhören, wenn es am schönsten ist, auch wenn man denkt, dass man den genialen Gedanken, die geniale Tätigkeit noch schnell weiterführen möchte. Durch diesen Trick bewirkt man eine Aktivierung des Suchtzentrums. Das heißt, unser Gehirn hat jetzt schon die Vorfreude auf die Weiterführung der Aufgabe. Und arbeitet sogar nachts an der weiteren Problemlösung. Mit dem Aufhören im besten Moment signalisiert man dem Gehirn, dass nicht die Arbeit, sondern das Aufhören eine „Strafe" ist. Und in unserem Gehirn wird diese Tätigkeit als etwas ganz Besonderes eingestuft, also als eine Belohnung.

Kommen wir nun zu Aufgaben, die wir nicht so gerne machen. Hierzu müssen wir uns erst einmal eine interne Währung überlegen. Bei mir heißt die Währung: Petras Konzi.

Nun stelle ich mir bei Dingen, die ich nicht so gerne mache, den Wecker bereits auf 60 Minuten. War ich bis dahin konzentriert, gebe ich mir einen Konzi. Danach habe ich zwei Möglichkeiten: Entweder ich arbeite weiter; dann erhalte ich für jede weitere fünf Minuten des konzentrierten Arbeitens einen weiteren Konzi (das darf ich noch maximal 30 Minuten lang machen). Oder ich breche die Arbeit ab. Wenn man 20 Bonuspunkte zusammen hat, darf man sich etwas richtig Schönes gönnen. Leider – und das ist für das Training wichtig – wird bei Ablenkungen von der Tätigkeit ein Konzi abgezogen. Der Benefit ist, dass das Gehirn nun für gute Konzentration und nicht für Ablenkung eine Belohnung bekommt. Und dass man die Belohnung dann ohne schlechtes Gewissen genießen kann, denn man hat sie sich ja redlich verdient.

Anfänglich können 60 Minuten noch zu lange sein, weil man schlichtweg verlernt hat, sich zu konzentrieren. Dann kann man die Anfangszeit auch auf 20 Minuten heruntersetzen. Kürzer sollte es jedoch auf keinen Fall sein. Mit der regelmäßigen Durchführung der Fokussierungsübungen können Sie dann langsam die Zeit nach oben setzen.

Um bei der Singletasking-Tätigkeit nicht in eine Schein-Mutitasking-Tätigkeit zu rutschen, ist es wichtig, dass man die Aufgabe möglichst klein wählt, denn sonst deklarieren wir eine Tätigkeit zwar also Monotätigkeit, in Wirklichkeit ist sie aber so komplex, dass es schon ein handfestes Multitasking ist. Auch in meiner Praxis arbeiten wir streng singletasking-mäßig: So gibt es in meinem Sprechzimmer keinen Computer und keine Telefonate; Telefonzeiten werden streng von den anderen Zeiten getrennt und Patienten werden nicht parallel bestellt.

3. Stundenplan

Sehr oft kommen Patienten mit dem folgenden Satz in meine Praxis: „Frau Doktor, Sie müssen mir etwas aufschreiben, damit ich wieder leistungsfähiger werde. Ich schaffe nichts mehr." In einem solchen Fall lasse ich mir immer erst einmal aufschreiben, was derjenige am heutigen oder gestrigen Tag gemacht hat. Obwohl dann bei diesen Listen meistens viele „Kleinigkeiten" vergessen werden, bin ich doch oftmals regelrecht erschrocken, was meine Patienten jeden Tag alles leisten.

Oftmals reicht es dann schon aus, wenn derjenige / diejenige diese Liste aufgeschrieben hat, denn plötzlich sieht er / sie, was er / sie jeden Tag leistet, und ist nicht mehr frustriert, sondern stolz auf sich.

Deswegen ist es so wichtig, dass man sich zumindest hin und wieder einen Stundenplan erstellt, denn ansonsten verliert man den Überblick über die vielen Aufgaben, die man tagtäglich leistet, und anstatt am Abend stolz auf sich zu sein, ist man nur frustriert, weil man meint, nichts geleistet zu haben. Wichtig ist, dass Sie in Ihren Stundenplan nicht nur die Pflichttermine eintragen, sondern auch Ihre Entspannungsoasen, Ihre Bonuszeiten durch die Bonuspunkte, die sozialen Kontakte und die kleinen Antistress-Übungen. Auch „Daddelzeiten" werden eingetragen. Also Zeit für soziale Medien, Telefonate, E-Mails, WhatsApp usw. Vergessen Sie bei Ihrem Stundenplan auch nicht Ihre Körperpflegezeiten (schlafen, essen, sich waschen, ankleiden usw.). Ebenso wenig sollten Sie Zeiten des Müßiggangs vergessen, denn auch das brauchen wir. Und bedenken Sie bei den Uhrzeiten auch die Chronobiologie, also, ob Sie eine Eule, eine Lerche oder ein sonstiges Tier sind. Und wenn Sie dann Ihren Stundenplan zusammengestellt haben, schauen Sie, ob noch circa 70 Minuten vom Tag übrig sind, denn diese Zeit sollten Sie immer als Pufferzeit haben, wenn mal etwas länger dauert, damit Sie dann nicht in den Stress kommen. Und diese 70 Minuten verteilen Sie gleichmäßig über Ihren Tag. Sollten Sie mal mit einer Aufgabe schneller sein, dann können Sie diese Zeit mit irgendetwas Schönem füllen oder einfach mal mit Nichtstun. Streichen Sie lieber einige Programmpunkte, als dass Sie sich den Tag zu voll kleistern, damit Sie am Ende des Tages sagen können: „Heute habe ich gelebt." Denn ein erledigtes Tageswerk macht stolz und glücklich, ein nicht erfülltes Tageswerk macht hingegen depressiv, frustriert und verringert unser Selbstbewusstsein.

Wie heißt Ihr Konzi und was gönnen Sie sich dafür?

Selleriestangen knabbern

Gönnen wir uns noch eine weitere Entspannungstechnik „to go".

Auch das Kauen lockert die Muskulatur und senkt darüber das Cortisol (das Stresshormon). Deswegen kauen auch viele Menschen zur Beruhigung Kaugummi. Noch effektiver in diesem Zusammenhang wirkt allerdings das Kauen von rohen Selleriestangen. Die Selleriestangen sind nicht nur kalorienarm, sondern enthalten auch den hellgelben Pflanzenfarbstoff Apigenin. Dieser ist in der Lage, die Blut-Hirn-Schranke zu passieren und die GABA-Produktion – ein Botenstoff, der für Entspannung wichtig ist – im Gehirn zu stimulieren. Außerdem wirkt sich Apigenin günstig auf den Stoffwechsel der Neurotransmitter Serotonin und Dopamin aus. Und das wiederum kann sich günstig auf Schlaf, Stimmung und Gedächtnis auswirken. Parmesankäse, Walnüsse, Hühnereier, Tomaten und grüne Bohnen haben übrigens die gleiche GABA-stimulierende Wirkung. Allerdings haben diese Nahrungsmittel mehr Kalorien und / oder nicht den Kaueffekt, weil sie weicher in der Konsistenz sind.

Guten Appetit bei dieser Entspannungstechnik „to go"!

Reiten Sie kein totes Pferd

Wahrscheinlich kennen wir alle das Problem, dass wir zahlreiche To-do-Listen haben, zig Projekte planen, die wir oftmals nicht gestemmt kriegen. Leider ist es sogar eher meistens so, dass wir unsere Listen und das, was wir vorhaben, nicht abgearbeitet bekommen, sondern am Ende des Tages feststellen müssen, dass wir vieles nicht geschafft haben, weil uns zahlreiche Sachen dazwischengekommen sind – oder einfacher gesagt: „Das Leben ist uns dazwischengekommen."

Dieser sogenannte Planning Fallacy (Planungsfehlschluss), der erstmals 1973 vom Nobelpreisträger Daniel Kahneman und seinem Kollegen beziehungsweise Konkurrenten Amos Tversky [vgl. Kahneman, D., Tversky, A. (1979)] [vgl. Lovallo, D., Kahneman, D. (2003)] [vgl. Stangl, W. (2022)] beschrieben wurde, betrifft nicht nur uns als Privatpersonen, sondern ist ein Problem, das in allen Kreisen und in allen Dimensionen zu finden ist – nämlich, dass Projekte nicht termin- oder budgetgerecht abgeschlossen werden. Denken Sie nur an den Berliner Flughafen, Stuttgart 21 oder die Elb-Philharmonie.

Kahneman und sein Team hatten es am eigenen Leib erlebt: So planten sie, ein Lehrbuch herauszubringen, und Kahnemann fragte vorher seine Teammitglieder um die Einschätzung, wie lange das Projekt dauern wird, und man war einheitlich der Meinung, dass das Buch in zwei Jahren fertig sein könnte. Kahneman verließ sich aber nicht auf diese Einschätzung, sondern holte sich statistische Daten über ähnliche Projekte, und dort war zu lesen, dass ein Lehrbuch eher sieben bis zehn Jahre braucht und leider auch, dass eine 40-prozentige Chance besteht, dass das Projekt scheitert. Die externe Erwartung traf übrigens später auf sein Projekt zu.

Doch wie kommt es dazu? Und warum lernen wir nicht aus den Fehlern der Vergangenheit und machen es beim nächsten Mal besser?

Das hat etwas mit einer im Grunde sehr positiven Eigenschaft zu tun, die wir Menschen zum großen Teil haben – unserem Optimismus. Das heißt, aus gewissen irrationalen Gründen sind wir übermäßig optimistisch und fokussieren diesen Optimismus so stark auf unser Projekt, dass wir vollkommen ausblenden, dass das normale Leben mit allen Problemen, Verzögerungen und externen Einflüssen auch noch weiterläuft und uns mit großer Wahrscheinlichkeit dazwischenkommen wird. Also wir blenden in dem Moment die Komplexität der Welt um uns herum aus und das führt leider dazu, dass man grundsätzlich dazu neigt, den Aufwand für ein Projekt oder eine Aufgabe systematisch zu unterschätzen.

Das wiederum führt leider ebenfalls dazu, dass man es praktisch nie erlebt, dass ein Projekt früher als man dachte abgeschlossen wird oder weniger kostet, als man eigentlich vermutet hatte. So gibt es Studien, die gezeigt haben, dass nur 37 Prozent der Unternehmen ihre Projekte termingerecht abschließen und nur 42 Prozent der Projekte innerhalb des geplanten Budgets bleiben. [vgl. Buehler, R., Messervey, D., Griffin, D. (2005)] Da hilft es auch nicht, noch detaillierter zu planen; das bewirkt oftmals eher das Gegenteil, weil es den Planungsfehlschluss noch verstärkt. Durch die detaillierte Planung liegt unser Fokus noch mehr auf dem Projekt und noch weniger auf äußeren Einflüssen oder unerwarteten Problemen.

Es hilft eher, wenn man versucht, das Ganze von außen zu betrachten – das heißt, wenn man für jemand anderes etwas plant, plant man automatisch etwas mehr Zeit ein. Und so hilft es verrückterweise sogar, wenn man sich selbst in der dritten Person anspricht, weil man dann gedanklich etwas nach außen tritt. Ebenfalls hilft es, andere Menschen zu fragen. Oder wenn man als Team arbeitet, muss jeder Teammitarbeiter etwas aufschreiben, was zu einem absoluten Desaster führen würde, und diese Zeit berechnet man dann mit ein.

Jetzt werfen Sie als Leser bestimmt ein, dass, wenn man alles gleich so negativ betrachtet, es so frustrierend werden wird, dass man das Projekt gar nicht mehr beginnt.

Dieser Einwand ist richtig, und vielleicht lässt man auch genau deswegen das eine oder andere Projekt fallen. Aber man muss auch nicht alles im Leben machen. Und deswegen ist es häufig auch besser, ein Projekt zu beenden, wenn man das Gefühl hat, dass es zeitlich und budgetmäßig aus dem Ruder läuft. Hierfür gibt es ein schönes Sprichwort, das heißt: „Es bringt nichts, ein totes Pferd zu reiten."

Auf der anderen Seite aber, wie ich oben bereits erwähnt habe, macht gerade Kleinvieh ziemlich viel Mist. Deswegen ist es wichtig, hin und wieder ein Zeit-Tagebuch zu führen, damit man einen Überblick über die vielen Aufgaben hat, die man zwischendurch erledigt, und wie lange diese dauern, um sie das nächste Mal sinnvoll einzuplanen. Und es ist wichtig, sich kleine Zwischenschritte als Ziele zu setzen, damit man immer in kleinem Abstand ein Erfolgserlebnis hat.

Es gibt keine eierlegende Wollmilchsau

Der langjährige Chefregisseur des WDR, Martin Kliemann, hat einmal zu mir gesagt: „Große erfolgreiche Schauspieler zeichnen sich dadurch aus, dass sie voll und ganz in ihre Rolle eintauchen." Später haben mir einige Schauspieler erzählt, dass dieses Eintauchen so intensiv sei, dass sie manchmal kaum noch in der Lage seien, zu unterscheiden, was Fiktion und was Realität ist. Damit das gelingt, ist neben der Identifikation mit der Rolle und den dazugehörigen Emotionen die Grundvoraussetzung, dass sie während der Proben, der Aufführungen oder der Tournee nur eine einzige Rolle spielen. Würden sie nebenbei noch weitere Rollen in anderen Filmen oder Stücken spielen, könnten sie nicht so intensiv in die eine Rolle eintauchen.

Aber wie sieht es in unserem Leben aus?

Während es in früheren Zeiten innerhalb des Dorfes, der Familie, der Lebensgemeinschaft eine klare Aufgabenteilung gab, wird heute von uns erwartet, dass wir eine „eierlegende Wollmilchsau sind", das heißt: alles machen und können müssen. Die Zeiten, als wir nur eine bis vier Rollen in unserem Leben hatten, sind lange vorbei. Eine meiner Patientinnen leitet zum Beispiel ein Unternehmen mit 30 Angestellten, ist Mutter von drei Kindern, Ehefrau, betreut ihre nicht mehr ganz jungen Eltern, ist erste Vorsitzende des Handballclubs, Stadtrat-Mitglied, beste Freundin, Klassenelternvorsitzende, aktives Mitglied in der Nachbarschaftshilfe, Vorsitzende des Tierschutzvereins, Hundebesitzerin, Taxifahrerin für die Kinder, Haushälterin sowie Gärtnerin des Eigenheims, und sie kocht noch jeden Tag frisch für ihre Familienmitglieder mit unterschiedlichen Bedürfnissen von vegan bis Diabeteskost.

Auch wenn man das Gefühl hat, dass diese 15 Rollen eine Ausnahme sind, so haben in Wirklichkeit die meisten Menschen deutlich mehr als zehn Lebensrollen. Wir sind heutzutage in zahlreichen Lebensbereichen unterwegs und spielen in jedem dieser Lebensbereiche eine oder mehrere Rollen.

Selbst ein Hollywood-Schauspieler und Oscar-Preisträger würde bei solch einer Vielzahl an Rollen nur Mittelmaß sein, denn mit der Zahl der Rollen steigt nicht nur die Gefahr der Überforderung, sondern es kommt auch zu einer starken Frustration, da man alles nur noch unter den eigenen Erwartungen und Anforderungen schafft. Dieses Gefühl tritt umso schneller ein, je mehr wir Rollen auferlegt bekommen – die wir uns nicht selbst ausgesucht haben.

Ich habe in meinem Umkreis immer das Gefühl, dass man bereits mit sieben Rollen an sein Limit kommt.

Deswegen sollten Sie als Erstes überlegen, in welchen Lebensbereichen Sie sich bewegen und welche Rollen Sie darin übernehmen. Als Nächstes sollten Sie darüber nachdenken, an welchen dieser Rollen Ihr Herz besonders hängt und in welche dieser Rollen Sie ungewollt hineingerutscht sind und Sie sich einfach nur nicht trauen, diese Rollen wieder abzugeben. Ebenfalls sollten Sie heraussuchen, welche dieser Rollen Sie nur sehr schlecht ausfüllen, weil Sie aufgrund Ihrer Individualität dafür gar nicht geeignet sind.

Anhand dieser Bewertungen können Sie nun überlegen, welche Ihre sieben Lebensrollen werden sollen. Diese Lebensrollen sollten bestehen aus Rollen, die man nicht aufgeben kann, sowie aus Rollen, die einem besonders am Herzen liegen.

Es wird anfänglich nicht leicht sein, Rollen abzugeben, denn die Umwelt wird nicht immer positiv darauf reagieren. Doch vergessen Sie nie, dass wahre Freunde sich auch dann nicht von Ihnen abwenden, wenn man für eine bestimmte Rolle nicht mehr zur Verfügung steht.

Und mit der Zeit werden Sie merken, dass Sie durch eine Reduktion der Rollen nicht nur mit sich und Ihrem Leben zufriedener werden, sondern dass Sie auch in Ihren Aufgaben wesentlich effektiver sein werden und sich damit die Menge der glücklichen Menschen um Sie herum erhöhen wird.

Denn auch viele Lebensrollen sind eine Form des Multitaskings, das die meisten von uns nicht beherrschen.

Reduzieren Sie Ihre Lebensrollen.

Grimassen schneiden: eine Form der Muskelentspannung

Bei dieser Entspannungstechnik „to go" sehen wir etwas lustig aus.

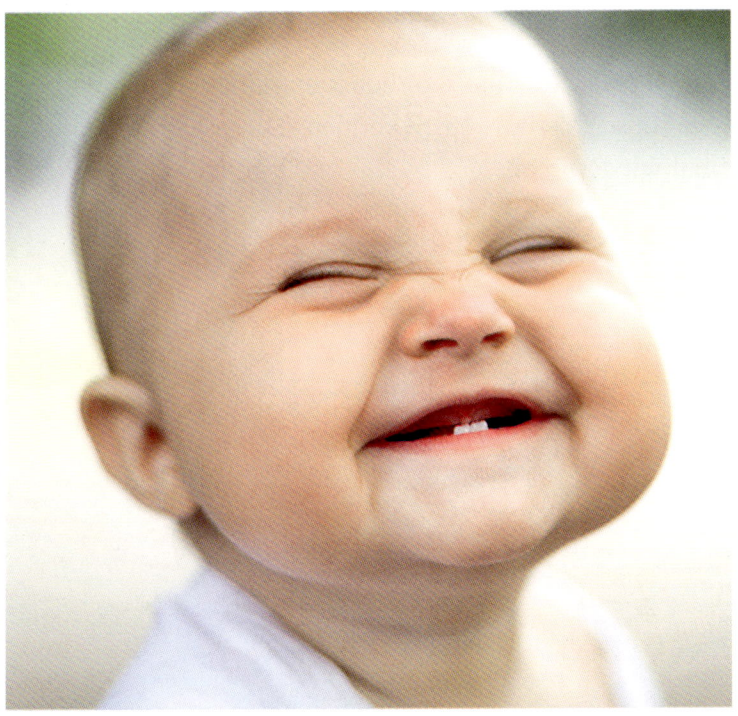

Da Stress früher eine Gefahrensituation war, mit Angriff oder Verteidigung, kommt und kam es unter Stress immer zu einer Muskelanspannung. Mit schlaffer Muskulatur ließ sich einfach nicht so gut kämpfen. Obwohl der Stresscharakter sich heute vollkommen verändert hat und somit auch die Reaktion darauf, ist die Muskelanspannung noch immer geblieben, als ob man gleich kämpfen würde. Grimassen schneiden bewirkt eine sofortige Lockerung der Muskulatur. Und da unser Gehirn immer unserem Körper mehr glaubt als unseren Gedanken, Worten oder Situationen, ist es sich sicher, dass, wenn unsere Muskulatur entspannt ist, auch die Stresssituation vorbei ist. Deswegen führt das Grimassenschneiden zu einer reflektorischen Entspannung des Innenlebens.

Bitte machen Sie eine möglichst extreme Grimasse und halten Sie diese Position 15 Sekunden. Diese Übung sollten Sie dreimal wiederholen.

Machen Sie Fehler!

Der eine oder andere von Ihnen hat wahrscheinlich bei der Überschrift überlegt, dieses Kapitel zu überspringen, denn er erwartet, dass als Quintessenz aus dieser Überschrift folgt: „Machen Sie Fehler, damit Sie daraus lernen." Das mag durchaus richtig sein, es ist aber nicht meine Intention, warum man Fehler machen sollte.

Als die digitale Welt anbrach, dachte man, dass nun alles schneller und einfacher werden würde. Doch viele von Ihnen werden schon festgestellt haben, dass die Digitalisierung wichtig und in vielerlei Hinsicht genial ist, aber dass man damit nicht unbedingt schneller wird. Denn etwas, worunter viele von uns sowieso leiden, wird damit noch gefördert: der Perfektionismus.

Gerade die digitale Welt verleitet uns dazu, uns immer weiter zu perfektionieren. Dabei ist jeder Perfektionismus zum Scheitern verurteilt. Komplett perfekt gibt es nicht, es geht immer noch ein bisschen besser, ein bisschen schöner, ein bisschen schneller usw. Die Gefahr, dass man sich in Detail-Krämerei verwurschtelt und dabei den Blick für das große Ganze verliert ist, ist enorm groß. Insbesondere, da die Frage im Raum steht, wer überhaupt festlegt, was perfekt ist. Nicht nur, dass man durch den eigenen Perfektionismus unentspannt und unzufrieden wird, weil man anscheinend nie das perfekte Ziel erreichen kann, sondern es ist auch so, dass man von zu hohen Standards blockiert wird. Die Freude am täglichen Handeln und Tun bleibt dabei auf der Strecke. Doch nicht nur, dass das perfektionistische Handeln der eigenen freudvollen Kreativität im Wege steht, sondern Untersuchungen haben gezeigt, dass Perfektionismus auch unsympathisch macht. Wissenschaftler nennen dies den sogenannten Pratfall-Effekt (Reinfall-Effekt). [vgl. Wikipedia]

Die vom Psychologen Elliot Aronson durchgeführte Forschung zeigt, dass Menschen mehr gemocht werden, wenn sie Unvollkommenheiten zeigen. In Aronsons Forschung beantwortete ein Schauspieler in einem Film Quizfragen mit einer Genauigkeit von 92 Prozent. Dieser Film wurde dann einer Gruppe von Teilnehmern, die später gefragt wurden, wie sympathisch die Person sei, gezeigt. Einer zweiten Gruppe von Teilnehmern wurde die gleiche Aufnahme gezeigt, aber am Ende wurde der Schauspieler dabei gefilmt, wie er eine Tasse Kaffee scheinbar unabsichtlich verschüttete. Teilnehmer, denen die Szene mit dem verschütteten Kaffee (der Pratfall) gezeigt wurde, empfanden den Quizteilnehmer als wesentlich sympathischer als die Gruppe, der seine Ungeschicklichkeit nicht gezeigt wurde. [vgl. vgl. Helmreich, R., Aronson, E., Le Fan, J. (1970)] [vgl. vgl. Graham, D., Perry, R. P. (1976)]

Als zur Biene-Maja-Generation gehörig, liebte ich die wunderbaren kleinen Abenteuer, die das Bienenvolk rund um die Biene Maja erlebten. Aber mein absoluter Liebling war nicht die schlaue Maja, auch nicht Flip oder die kluge Kassandra, sondern eher der kleine tollpatschige und liebenswerte Willi. Finden wir nicht in allen Filmen den Helden gerade deswegen so sympathisch, weil er einen kleinen Fehler hat, wie zum Beispiel James Bond mit seiner Schwäche für schöne Frauen oder Meg Ryan als Sally in dem Film Harry und Sally, die kein Essen bestellen konnte, ohne es nicht in zig Punkten zu variieren. Sogar bei den Kriminalserien sind besonders die Kommissare beliebt, die eine kleine „Macke" haben. Auch bei den Schönheitsidealen findet man den Pratfall-Effekt. Wer kennt ihn nicht den Schönheitsfleck, der, obwohl er eigentlich nicht unbedingt schön erscheint, die Frauen noch schöner gemacht hat. Oder Julia Roberts, die fünfmal zur schönsten Frau der Welt gewählt wurde, obwohl – oder gerade weil – sie einen überdimensional großen Mund hat.

Und auch beim Marketing hat sich das bewusste oder unbewusste Einbauen von Missgeschicken immer wieder als genialer Coup herausgestellt. Überlegen Sie einmal für sich selbst: Welche Pizza würden Sie kaufen? Die perfekt runde oder eine dieser handgemachten, ungleichmäßig belegten und am Rand leicht verkohlten Pizzen?

Der wahrscheinlich berühmteste Pratfall-Effekt im Marketing wurde eingesetzt, lange bevor Aronson seine Forschung überhaupt durchgeführt hatte. Es handelt sich um die VW-Käfer-Kampagnen der 1950er- und 60er-Jahre. [vgl. https://www.spiegel.de]

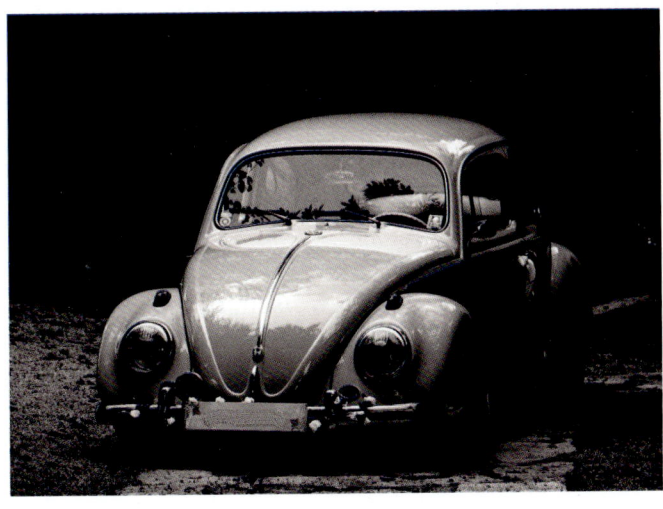

Zur damaligen Zeit war der VW-Käfer im Grunde genau das, was ein amerikanischer Konsument niemals haben wollte: Er war klein, hässlich und noch dazu deutsch. Und doch gelang es mithilfe des damals noch gar nicht bekannten Pratfall-Effekts, dass gerade dieses Auto der absolute Verkaufshit in Amerika wurde.

In der VW-Käfer-Werbekampagne versuchte man erst gar nicht, dem Amerikaner das Auto schönzureden, sondern man griff die sowieso bestehenden typischen Vorurteile auf und verstärkte sie in den Werbebotschaften.

Viele Jahre später hat es übrigens einen ähnlichen Pratfall-Effekt in der Automobilbranche gegeben, diesmal aber, glaube ich, unbeabsichtigt. [vgl. www.insidetesla.de]

Bei der Erst-Präsentation des sogenannten Cyber Trucks bat Elon Musk, den Chefdesigner Franz von Holzhausen die unzerbrechliche Panzerung des LKWs unter Beweis zu stellen. Daraufhin warf dieser eine Stahlkugel gegen das Fenster – und das Glas zerbrach.

Nach einem kurzen Fluch meinte Elon Musk: „Das war vielleicht ein wenig zu stark." Doch auch auf den zweiten, deutlich sanfteren Wurf durch den Chefdesigner folgte dasselbe Ergebnis.

Doch anstatt den Versuch zu starten, in zahlreichen Pressekonferenzen oder Videos zu beweisen, dass die Cyber-Truck-Rüstung tatsächlich funktioniert, produzierte Tesla sogar ein T-Shirt mit einem Bild des zerbrochenen Glases und veröffentlichte es auf seiner Website zum Verkauf für 45 US-Dollar. Und bereits eine Woche nach der Enthüllung des

Fahrzeugs hatte Tesla über 250.000 Reservierungen für den Cyber Truck erhalten hat – und das, obwohl das Modell noch nicht produziert worden war und es noch niemand getestet hatte.

Sogar bei sogenannten Sterne-Bewertungen im Internet greift der Pratfall-Effekt. So ergab eine Studie im Jahre 2015 der Northwestern University, dass die Wahrscheinlichkeit, ein Produkt zu kaufen, zunächst parallel zur Durchschnittsbewertung stieg, dann kam es jedoch zwischen 4,2 und 4,4 von 5 Sternen zu einem Wendepunkt. Stieg die durchschnittliche Bewertung weiter, nahm die Kaufwahrscheinlichkeit ab. Das Streben nach perfekten Bewertungen kann also am Ende sogar den Umsatz verringern. [vgl. https://www. horizonte-magazin.ch]

Das soll jedoch keine Aufforderung für Sie als begeisterter Leser sein, diesem Buch eine schlechte Bewertung zu geben, nur, um es mit dem Pratfall-Effekt zu pushen. Generell über eine Bewertung würde ich mich aber sehr freuen.

Als ich vor ein paar Jahren ein Seminar zu dem Thema „Lampenfieber ist keine Grippe" leitete, bei dem es eigentlich darum ging, sein Lampenfieber bei Auftritten zu besiegen, nahmen die Teilnehmer ohne ihr Wissen an einer Studie teil. Hierzu wurden die Teilnehmer gleich zu Beginn des Seminars in drei Gruppen aufgeteilt. Die erste Gruppe sollte nach einer kurzen Vorstellung ihrer Person etwas über ihr Spezialthema erzählen, die zweite Gruppe sollte nach der Vorstellung etwas über die eigenen Schwächen erzählen, und die dritte Gruppe hatte die Aufgabe, die Qualität der Vorträge zu beurteilen. Während des Vortrages bekamen die Redner in kurzen Abständen Blut abgenommen, worin das Stresshormon „Cortisol" bestimmt wurde.

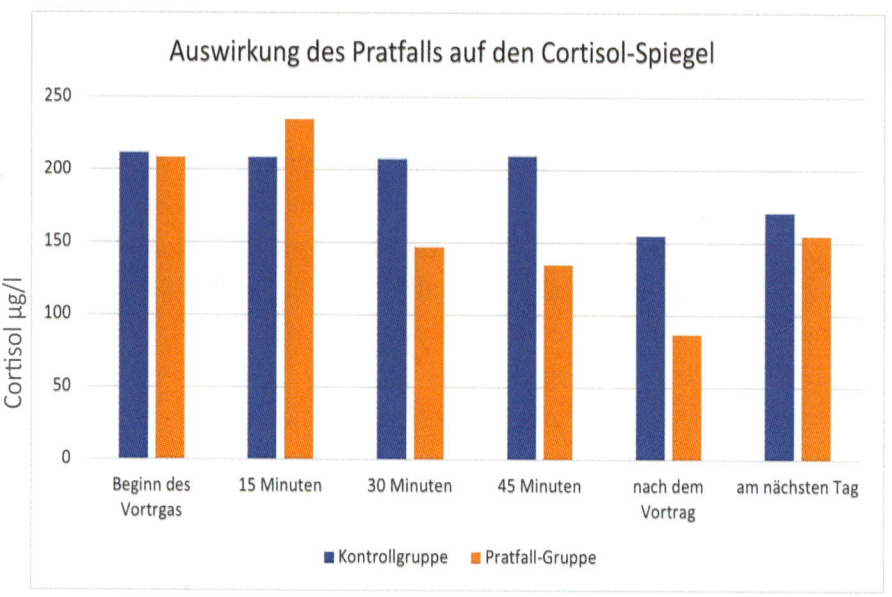

Wie man an der Darstellung erkennen kann, war der Verlauf der Cortisolausschüttung sehr unterschiedlich. Anfänglich hatten beide Gruppen einen sehr hohen Cortisolwert. Das war zu erwarten, da sie ja wegen des Lampenfiebers das Seminar besuchten. Dieser hohe Wert stieg bei der Gruppe mit der Fehlerdarstellung am Anfang des Vortrags sogar noch an. Doch nach circa 20 bis 30 Minuten geschah das Erstaunliche: Der Cortisolwert fiel bei der Pratfall-Gruppe massiv ab, wobei er bei der Erfolgsgruppe weitgehend stabil blieb. Auch nach dem Vortrag hatte die „Fehler"-Gruppe einen niedrigeren Stresslevel als die Kontrollgruppe. Und fast noch faszinierender war, dass beim nächsten Vortragsdurchgang am darauffolgenden Tag, bei dem alle Teilnehmer über ein neutrales Thema sprechen mussten, die Pratfall-Gruppe im Vergleich zur Erfolgsgruppe mit einem niedrigeren Cortisolspiegel begann.

Zusätzlich muss man erwähnen, dass die Teilnehmer die Redner der Pratfall-Gruppe wesentlich positiver bewerteten als die Erfolgsgruppe.

Das heißt, zu spüren, dass das Zugeben von Fehlern keine schlimme Reaktion nach sich zieht, sondern im Gegenteil sogar ein positives Feedback hervorruft; dies hat einen extrem stressabbauenden Effekt.

Allerdings hat auch der Pratfall-Effekt ein paar Haken:

1. Er wirkt nur, wenn derjenige ansonsten als sehr kompetent oder hübsch wahrgenommen wird. Wer ohnehin schon durch Unfähigkeit auffällt, kann andere Menschen nicht von sich überzeugen, indem er / sie noch ein paar Schwächen oben drauf legt. So konnte Aronson in seinem Versuch zeigen, dass, wenn der oben erwähnte Schauspieler nur 30 Prozent der Quizfragen beantworten konnte, seine Ausstrahlung durch einen Pratfall noch weiter abnahm. [vgl. Helmreich, R., Aronson, E., LeFan, J. (1970)]

2. Wenn Sie nicht gerade ein Spitzenschauspieler sind, sollten Sie niemals ein Missgeschick vorspielen, denn die Wahrscheinlichkeit, dass der Gegenüber diese Lüge erkennt und es dann als Täuschung interpretiert, ist sehr hoch.

Bleiben Sie authentisch, aber gehen Sie offen mit Ihren Fehlern um, denn kleine Fehler machen Sie sympathisch. Außerdem ist es viel zu anstrengend, ständig zu versuchen, die eigenen Fehler zu verbergen. Das kostet viel zu viel Kraft, die man für schönere Sachen nutzen kann, denn

man lebt nur täglich.

Kleine Fehler machen sympathisch.

Man kann aus einem Vogel keinen Fisch machen

Sehr oft kommen Patienten zu mir und möchten ein anderer Mensch werden; der introvertierte möchte extrovertiert werden, der schüchterne mutig, der empathische egoistisch, der faule sportlich usw. usf. Auch viele Therapeuten beginnen ihre Sitzung mit: „Sie müssen sich ändern, Sie müssen Ihr altes Leben abstreifen, Sie müssen ein anderer Mensch werden."

Ich sehe das ganz anders: Es bringt nichts, sich radikal ändern zu wollen. Erstens klappt es sowieso nicht, zweitens warum, und drittens kostet es viel zu viel Zeit und Energie, die man viel sinnvoller nutzen kann.

Man kann aus einem Tänzer keinen Gewichtheber machen und aus einem Vogel keinen Fisch. Aber ist deswegen der Tänzer ein schlechterer Sportler als der Gewichtheber und der Vogel ein minderwertigeres Tier als der Fisch oder andersherum.

Jeder Mensch hat von Geburt an eine ganz bestimmte Persönlichkeit und wird außerdem im Laufe seines Lebens durch äußere Einflüsse geprägt und geformt. Und das Ergebnis ist der individuelle Mensch, der wir heute sind. Und meiner Erfahrung nach halten sich bei über 95 Prozent der Menschen die positiven und negativen Eigenschaften die Waage. Jeder Mensch hat eben Stärken und Schwächen.

Natürlich kann ein Langstreckensportler mit viel Training ein guter Sprinter werden. Aber die Wahrscheinlichkeit, dass er im Sprint genauso gut wird wie auf den Langstrecken, ist sehr gering. Und der Trainingsaufwand ist um ein Vielfaches höher als bei Menschen, die von Natur aus die körperliche Ausstattung eines Sprinters haben.

Ich bin ein Mensch des Wortes und tue mich mit Zahlen sehr schwer. Schon das Merken einer Nummer ist für mich eine echte Herausforderung. Viele Stunden und Tage habe ich damit verbracht, mein Zahlen-Gedächtnis zu verbessern. Ja, es ist auch durchaus etwas besser geworden, aber weit weg von gutem Durchschnitt. Eines Tages habe ich mich gefragt, warum ich meine Zeit mit Zahlen vergeude, die mir keinen Spaß machen und es nicht bei dem mathematischen Grundwissen (Dreisatz, kleines Einmaleins, Prozentrechnung usw.) belasse und mich dafür lieber vermehrt der Sprache widmen sollte. Das war für mich wie ein Befreiungsschlag und der Beginn meiner Vortrags- und Schreibtätigkeit. Tja, und für die Zahlen gibt es Taschenrechner, andere Menschen, die ich fragen kann, und Telefonbücher.

Diese Konzentration auf die Stärken gilt aber nicht nur bei körperlichen oder geistigen Tätigkeiten, sondern auch bei allen psychischen und emotionalen Fähigkeiten. Es gilt für alle Bereiche des menschlichen Lebens.

Warum soll man sein Leben mit dem verzweifelten Versuch vergeuden, in seinen Schwächen spitze zu werden. Macht es nicht viel mehr Sinn, in den Stärken herausragend zu werden. Natürlich sollten wir ein gewisses Basislevel in allen Bereichen haben, ansonsten hätten wir es nur noch mit Fachidioten auf der Welt zu tun. Mehr als die Basics sollte es aber nicht sein. Aber auf die Stärken sollte man seine volle Aufmerksamkeit richten. Es macht mehr Spaß, es geht schneller und man hat größere Erfolgserlebnisse, wenn man seine Stärken stärkt, als wenn man mit seinen Schwächen kämpft. Und jeder Mensch hat Stärken, die wertvoll und besonders sind.

Stärken Sie Ihre Stärken!

Palmieren

Diese Entspannungstechnik „to go" kommt aus dem Yoga. Da unser Gemütszustand auch mit unseren Augen zusammenhängt, ist das Palmieren eine Übung zur Entspannung der Augen und des Geistes. Palmieren kommt vom englischen „palm", das „Handfläche" bedeutet. Laut der Yoga-Lehre sind die Handflächen Sitz von Energiezentren, „Handchakren" genannt. Im weiteren Sinne ist jedes Handauflegen eine Form des Palmierens, wir machen jedoch bei dieser Entspannungsübung das intensive Augen-Palmieren. Hierzu reiben Sie sich bitte die Hände aneinander und legen Sie diese dann locker auf die geschlossenen Augen. Während Sie die Wärme spüren, denken Sie an nichts, seien Sie vollständig im Hier und Jetzt.

Warum uns die Verlustaversion häufig lähmt

Unser Leben ist geprägt davon, dass wir ständig etwas gewinnen oder verlieren. Das gilt nicht nur fürs Spielkasino oder die Börse, sondern auch unser Alltag ist von diesem Wechsel geprägt. Doch wir Menschen empfinden Verlust und Gewinn nicht gleich stark.

Stellen Sie sich dazu einmal folgende Situation vor: Sie sind in einem Spielkasino und setzen beim Roulette Chips im Wert von 50 Euro auf Schwarz. Die Kugel dreht sich, der Croupier sagt: „Rien ne va plus" – und es kommt Rot. Die 50 Euro sind weg. Nun stellen Sie sich die gleiche Situation vor, jedoch mit einem anderen Ergebnis. Die Kugel landet diesmal auf einem schwarzen Feld und aus den 50 Euro werden innerhalb von wenigen Sekunden 100 Euro. Welche Situation löst bei Ihnen eine stärkere emotionale Situation aus? Die meisten Menschen werden den Verlust des Geldes als wesentlich stärker empfinden als den Gewinn.

Mithilfe der Erwartungstheorie („prospect theory") [vgl. Kahneman, D., Tversky, A. (1979)] haben schon im Jahre 1979 die Psychologen Daniel Kahneman und Amos Tversky diese subjektive verzerrte Wahrnehmung erklären können. Dafür haben sie sogar 2002 den Nobelpreis in Wirtschaftswissenschaft erhalten. Leider hat Tversky das nicht mehr erleben dürfen, da er zu diesem Zeitpunkt bereits verstorben war.

Bei der Verlustaversion [vgl. L. Dennis (2020)] geht man davon aus, dass sich Menschen, immer, wenn sie eine risikobehaftete Entscheidung treffen müssen, vorher einen persönlichen Referenzpunkt (Nullpunkt) setzen. Dieser Nullpunkt kann der Status quo sein, es kann sich aber auch um einen Sollwert handeln. Liegt nun das Ergebnis unterhalb des persönlichen Nullpunktes, so nimmt der Mensch es als Verlust wahr, liegt er darüber, so wird es als Gewinn interpretiert.

Die beiden Psychologen konnten nun nachweisen, dass das emotionale Schmerzempfinden bei Verlusten steiler ansteigt und somit auch höher gewertet wird als das Glücksgefühl bei Gewinnen. Das erklärt auch, warum wir – und das betrifft jetzt nicht nur das Kasino – bei Verlusten zu spät und bei Gewinnen zu früh aufhören, doch darauf komme ich später noch zu sprechen.

Anhand verschiedener Befragungen während ihres Versuches haben Kahneman und Tversky herausgefunden, wie hoch ein Gewinn sein muss, um einen Verlust wieder auszugleichen. Die meisten Menschen erwarteten einen Gewinn, der doppelt so hoch war wie der Verlust; einige gaben sogar an, dass er viermal so hoch sein müsse. Des Weiteren fanden die beiden Forscher heraus, dass die Menschen lieber einen kleineren sicheren Gewinn haben als einen großen möglichen Gewinn. Möglicherweise ist daraus sogar das Sprichwort entstanden: „Lieber den Spatz in der Hand als die Taube auf dem Dach."

So befragten sie die Probanden, was sie lieber hätten: besser 500 Euro sicher zu gewinnen oder mit einer Wahrscheinlichkeit von 50 Prozent, 1.000 Euro zu gewinnen. Der Großteil der Befragten entschied sich für den sicheren Weg.

Beim Verlust, so fanden die Wissenschaftler heraus, ist es jedoch genau entgegengesetzt. Wieder bekamen die Probanden die Wahl zwischen einem sicheren Verlust von 500 Euro oder einer 50 %igen Chance, 1.000 Euro zu verlieren. Hierbei setzten die meisten Menschen nun auf die 50/50-Chance. Das heißt, dass Menschen gerade in der Verlustzone risikofreudiger werden. Das erklärt zum Beispiel auch, warum viele Menschen fast unaufhaltsam in Spielschulden hineingezogen werden. Interessant ist, dass spätere Untersuchungen, beispielsweise durch die Forscher Andreas Herrmann, Eric J. Johnson und Simon Gächter, in der Studie „Individual-Level Loss Aversion in Riskless and Risky Choices" herausfanden, dass die Verlustaversion bei fast allen Menschen gleich ist und es auch keinen wesentlichen Unterschied zwischen Frauen und Männern gibt. [vgl. Gächter, S., Johnson E. J., Hermann, A. (2021)]

Allerdings steigt die Verlustaversion im Alter an, wohingegen sie bei steigendem Bildungsniveau seltener wird.

Doch wie kommt es zu dieser Verlustaversion – also die schmerzhafte Überbewertung von Verlusten?

Hier gehen die Forscher davon aus, dass dieses Verhalten, wie so oft, evolutionäre Gründe hat. Damals, zur Jäger-und-Sammler-Zeit, als wir noch keine Möglichkeiten hatten, Nahrungsmittel über eine längere Zeit zu konservieren, machte es wenig Sinn, mehr zu sammeln oder mehr zu erjagen, als man essen konnte. Gleichzeitig erhöhte das Mehr-Jagen oder Mehr-Sammeln auch das Risiko, sich zu verletzen oder bei der Jagd sogar getötet zu werden. Das bedeutet, ein Zusatzgewinn löste keine große Begeisterung aus, da die Nahrung durch die mangelnde Konservierungsfähigkeit schnell verdarb und weggeworfen werden musste. Auf der anderen Seite führte aber ein reduzierter Sammel- oder Jagderfolg gleich zu einer Hungerphase, die wiederum das Leben der Einzelnen und der Gemeinschaft unmittelbar bedrohte.

Heute machen sich auch zahlreiche Marketingmethoden die Verlustaversion zunutze. Das heißt, Sätze wie „Sparen Sie 50

Euro" ist für den Kunden ein viel besseres Verkaufsargument als der Satz „Mit diesem Produkt können Sie 50 Euro mehr Gewinn erzielen".

Auch Sätze wie „Nur noch heute erhältlich", „Nur noch x Produkte verfügbar", „Verpassen Sie nicht diesen Kauf" sind genau solche Slogans, die mithilfe der Verlustaversion arbeiten, indem sie den Kunden durch Verknappung und Zeitdruck die Angst suggerieren, etwas zu verpassen oder zu verlieren.

Diese Verlustaversion kann bei einer Produktneueinführung sogar zu einem riesigen Flop werden. So betitelte das Time-Magazin eine Produktentscheidung der Coca-Cola Company in den USA von 1985 als „Marketing-Fiasko des Jahrzehnts". [vgl. www.lajkonik-content.de]

Folgendes war passiert: Mithilfe von jahrelangen Markt- und Produktforschungen hatte Coca-Cola herausgefunden, dass die amerikanischen Konsumenten einen süßeren Geschmack des beliebten Getränks bevorzugen würden. Daraufhin nahm man das traditionelle Coca-Cola-Getränk vom Markt und er-

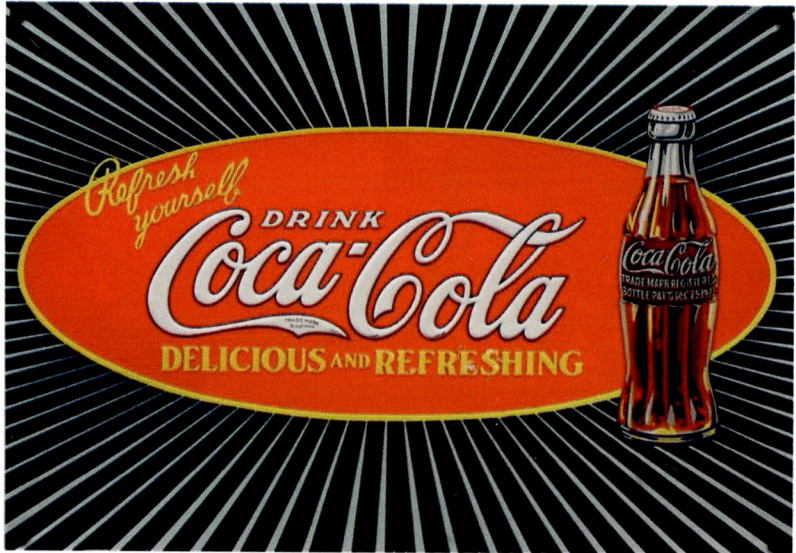

setzte es durch eine süßere „New Coke". Daraufhin folgte etwas, was niemand so erwartet hatte: Die amerikanischen Verbraucher boykottierten nicht nur die neue Coke, sondern sie forderten in einem riesigen Wut- und Proteststurm ihre alte Coca-Cola zurück – und das, obwohl die „New Coke" süßer war und somit dem amerikanischen Geschmacksempfinden näher kam. Diese „Geschmacksoptimierung" war dem Konsumenten jedoch weniger wert als der Verlust der geliebten alten Coca-Cola. Dem Konzern blieb damals nichts anderes übrig, als die traditionelle Coke wieder einzuführen, was durch die verpatzte Produkteinführung zu millionenschweren Verlusten führte.

Was Sie sich jetzt bestimmt fragen, ist, was die Verlustaversion in dem Buch *Man lebt nur täglich* zu suchen hat, denn hier geht es ja nicht um Kasinogewinne, Aktientipps oder gescheiterte Marketingstrategien.

Doch die Verlustaversion beeinflusst auch unser tagtägliches Leben immens. So erlebe ich es immer wieder, dass meine Patienten oftmals an Situationen festhalten, von denen sie wissen, dass sie ihnen nicht guttun, wie zum Beispiel eine falsche Therapie, eine toxische Freundschaft, eine unglückliche Beziehung, ein nicht erfüllender Arbeitsplatz. Sie halten an dieser Situation fest, weil sie Angst vor dem noch größeren Verlust haben, wenn sie die Situation aufgeben. Nach dem Motto: „Jetzt habe ich so viel da rein investiert und das wäre dann alles umsonst gewesen." Die Erwartung eines offensichtlichen „Gewinns" durch die Aufgabe einer negativen, belastenden, unproduktiven oder kostspieligen Situation wird dabei kaum realisiert. Das heißt, man ist nicht bereit, eine Sache, in die man etwas investiert hat, aufzugeben, aus Angst, dass man das Investierte endgültig aufgibt, obwohl der Verstand genau weiß, dass man durch das Aufgeben eine große Chance hat, neue Perspektiven, mehr Zufriedenheit, mehr Glück, mehr Geld usw. zu erlangen. Das heißt, der potenziell zu erwartende Gewinn muss um ein Vielfaches höher (wie ich oben geschrieben habe: doppelt bis viermal so hoch) sein, um das aufzuwiegen, was man in dem Moment aufgibt.

Das führt oftmals zu geradezu grotesken Situationen, in denen Menschen in mitunter schrecklichen Situationen verharren und nicht bereit sind, sie aufzugeben; obwohl sie vom Verstand her ganz genau wissen, dass sie danach die Chance haben, emotional und / oder pekuniär ein Vielfaches zu gewinnen.

Und gerade deswegen ist für dieses Buch das Wissen um die Verlustaversion so wichtig, denn sie führt dazu, dass wir viele Tage unseres Lebens vergeuden, weil wir nicht bereit sind, etwas Unglückliches abzustoßen, um etwas Neues, Großartiges zu gewinnen. Wir vergeuden unsere Kraft und unsere Zeit für Negatives, weil wir es schlimmer finden, etwas Negatives zu verlieren, als etwas Positives zu gewinnen.

Der Glücksbringer

Wer von uns hatte sie noch nicht: die guten Vorsätze. Untersuchungen haben ergeben, dass ungefähr 90 Prozent aller Menschen regelmäßig sogenannte gute Vorsätze haben. Besonders Tage wie Silvester / Neujahr, Geburtstage, Tage nach erledigten Aufgaben usw. sind prädestiniert dazu, sich fest vorzunehmen, das, was man schon immer wollte, zu erreichen. So hatten die Deutschen im Jahr 2022 die folgenden guten Vorsätze zum Beginn des Jahres: [vgl. Statista Global Consumer Survey (GCS)]

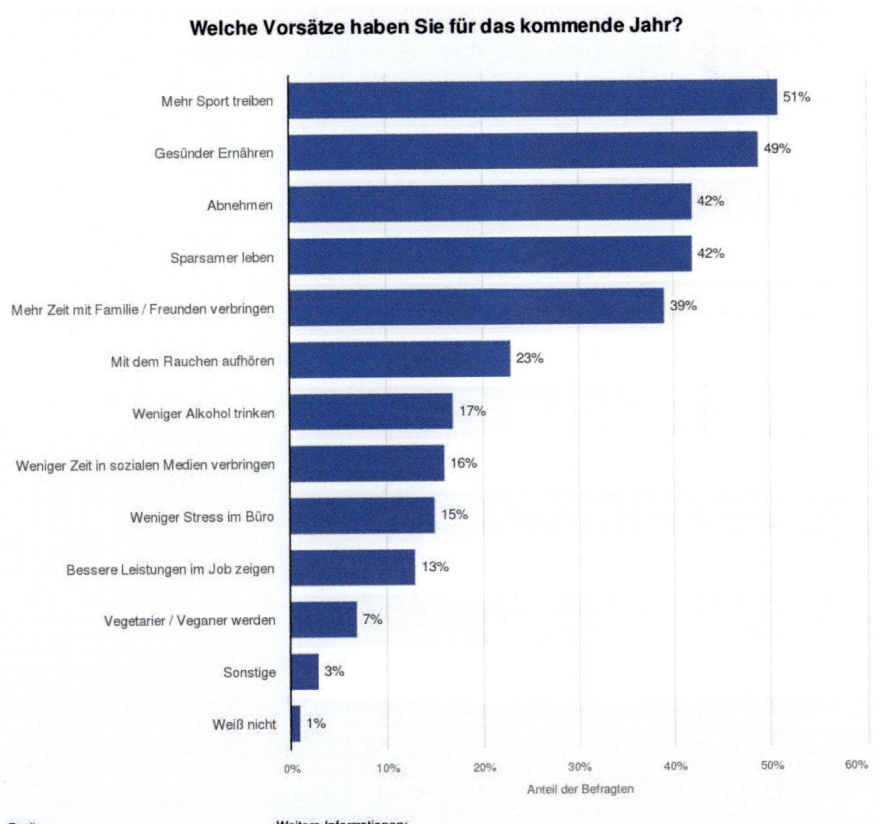

Welche Vorsätze haben Sie für das kommende Jahr?

Vorsatz	Anteil
Mehr Sport treiben	51%
Gesünder Ernähren	49%
Abnehmen	42%
Sparsamer leben	42%
Mehr Zeit mit Familie / Freunden verbringen	39%
Mit dem Rauchen aufhören	23%
Weniger Alkohol trinken	17%
Weniger Zeit in sozialen Medien verbringen	16%
Weniger Stress im Büro	15%
Bessere Leistungen im Job zeigen	13%
Vegetarier / Veganer werden	7%
Sonstige	3%
Weiß nicht	1%

Anteil der Befragten

Quelle
Statista Global Consumer Survey (GCS)
© Statista 2022

Weitere Informationen:
Deutschland; Statista; 04. bis 09. November 2021; 381 Befragte; ab 18 Jahre; Personen, die Vorsätze für das nächste Jal

Einige treiben es dabei sogar regelrecht auf die Spitze. Frei nach dem Motto: „Im kommenden Jahr wird alles anders!" Ich werde ein an Gewicht abnehmender, nicht rauchender, nicht saufender, zielstrebiger, konsequenter, freundlicher, teamfähiger, sparsamer, umweltbewusster und durch und durch besserer Mensch sein.

Doch „Gut ist der Vorsatz, aber die Erfüllung ist schwer" – wie schon Johann Wolfgang von Goethe wusste. Laut einer Statista-Umfrage brechen vier Fünftel aller Menschen mit ihren guten Vorsätzen. So halten bei 36 Prozent die Vorsätze nur zwischen einem Tag und einem Monat. Drei Prozent der Befragten gaben sogar an, dass die guten Vorsätze bei ihnen nur einige Stunden lang angehalten haben. [vgl. https://de.statista.com]

Sollte man also, um ein bewusstes Leben im Hier und Jetzt zu führen, auf gute Vorsätze verzichten?

Die Antwort ist zwiegespalten, denn zum einen führt das Scheitern zu Frust, Minderwertigkeitsgefühlen und starkem Stress, auf der anderen Seite sind aber Ziele zur Steigerung unserer Glücksgefühle sehr wichtig, denn schon die Vorfreude auf das Erreichen des Ziels steigert unseren Serotoninspiegel, und wenn man dann sogar das Ziel erreicht, platzt man schier vor Stolz, was wiederum dabei hilft, Stress abzubauen und zufrieden im Hier und Jetzt zu leben.

Deswegen braucht man eine Strategie, um die Wahrscheinlichkeit drastisch zu erhöhen, seine guten Vorsätze auch wirklich in die Tat umzusetzen. Denn Ziele sind der Schlüssel zu Erfolg und Glück. Wer nichts will, kann auch nichts erreichen.

Damit Sie aber das nächste Mal nicht an Ihren guten Vorsätzen scheitern, müssen Sie sich nur das Wort

GLÜCKSBRINGER

merken.

Dabei steht jeder Buchstabe für einen wichtigen Faktor, ohne dessen Berücksichtigung Sie ihr Ziel nicht erreichen können.

Das „**G**" steht für den sogenannten **Goal-Gradient-Effekt.** [vgl. Wikipedia] Dieser aus dem Behaviorismus stammende Effekt beschreibt das Phänomen, dass man umso mehr Anstrengung ausübt, um ein Ziel zu erreichen, je näher man sich an dem Ziel befindet. Das heißt, dass die Motivation, ein Ziel zu erreichen, sich umgekehrt proportional zur wahrgenommenen Distanz zum Ziel verhält. Das bedeutet wiederum: Je näher man am Ziel ist, umso motivierter ist man. Das ist so ähnlich wie beim Sport. Bedenken Sie zum Beispiel, wie viele Marathonläufer zu Beginn oder während des Marathons aufgeben und wie viele 100 Meter vor dem Ziel kapitulieren, obwohl der Erschöpfungsgrad zu diesem Zeitpunkt mit Sicherheit wesentlich höher ist. Das bedeutet für Sie, die Sie Ihr Ziel erreichen wollen: Nehmen Sie sich keine großartigen Veränderungen vor, sondern lieber kleine Etappen, und wenn Sie diese erreicht haben, gibt es ein neues Ziel. Also anstatt sich vorzunehmen, 20 Kilo abzunehmen, sollten Sie erst mal mit drei Kilo beginnen.

Das „L" steht für **„Listen to me".** Erzählen Sie möglichst vielen Menschen von Ihren guten Vorsätzen, denn uns Menschen fällt es viel leichter, im stillen Kämmerlein zu versagen, als wenn, übertrieben gesagt, die ganze Welt davon weiß. Ich habe zum Beispiel in meiner Praxis einen Raucher gehabt, der schon sehr oft versucht hatte, mit allen möglichen Mitteln sein Laster loszuwerden. Nichts hat langfristig funktioniert. Bis es zu einer Wette in großer Runde kam. Der Einsatz war lächerlich: eine Kiste Bier. Doch seitdem hat er nie wieder geraucht und das ist jetzt über 20 Jahre her. Nicht die Wette, nicht der Einsatz, sondern die Tatsache, dass er es öffentlich in einer großen Runde kundgetan hatte, hatte dazu geführt, dass er seinen guten Vorsatz in die Tat umgesetzt hat.

Das „Ü" steht für „**Übermorgen"** und passt perfekt zum Tenor dieses Buches *Man lebt nur täglich.* Die meisten Menschen beginnen Vorsätze mit dem folgenden Satz: „Nächste Woche / nächstes Jahr / nach der Prüfung usw. beginne ich mit …" Damit ist der gute Vorsatz bereits zum Scheitern verurteilt, denn alles, was wir uns für die Zukunft vornehmen, rückt in weite Ferne. Man lebt nur täglich – das gilt auch für den Beginn der guten Vorsätze.

Das „C" steht für **„Crazy".** Seien Sie bei Ihren guten Vorsätzen kreativ. Lassen Sie Ihre Vorsätze ein bisschen verrückt sein, ein bisschen crazy. 08/15-Vorsätze aus irgendeinem Psychologieratgeber sind für unser Gehirn zu langweilig. Wählen Sie einen ausgefallenen Vorsatz. Wenn Sie sich zum Beispiel vornehmen, mal wieder zum Friseur zu gehen, dann nehmen Sie sich doch vor, sich dort eine ganz andere Haarfrisur machen zu lassen. Und selbst scheinbar langweilige Vorsätze wie „Ich möchte drei Kilo abnehmen" kann man ein bisschen verrückt machen, indem man sich vornimmt, 3,2 Kilo abzunehmen.

Das **„K"** steht für **„Konkret"**. Nichts ist so sehr zum Scheitern verurteilt wie der Vorsatz: „Ich will ein besserer Mensch werden". Erfahrungsgemäß werden nur die guten Vorsätze in die Tat umgesetzt, die maximal konkret formuliert werden. Stellen Sie sich Ihren guten Vorsatz bis ins letzte Detail und sehr blumig vor. Auch den Weg zu Ihrem Ziel sollten Sie sich genauestens vorstellen, visualisieren Sie jeden Schritt ganz genau vor Ihrem inneren Auge.

Das **„S"** steht für **„Skeptiker"**. Leider sind wir immer auch von Menschen umgeben, die unsere Zweifel schüren. Menschen, die es lieben, uns einzureden, dass wir es sowieso nicht schaffen. Paradoxerweise glaubt unser Gehirn oftmals diesen Menschen mehr als denen, die uns Mut zusprechen, die an uns glauben und uns in unserem Vorhaben unterstützen. Deswegen gibt es bezüglich der Skeptiker, die uns umgeben, nur eine Devise: Halten Sie sich von denen fern. Geben Sie ihnen keine Möglichkeit, sich zu Ihren Ideen, Vorsätzen und Zielen zu äußern. Geben Sie den Skeptikern kein Forum in Ihrer Lebensgestaltung.

Das **„B"** steht für **„Belohnung"**. Die meisten der guten Vorsätze sind primär für unsere Gesundheit, unsere Mitmenschen, die Umwelt usw. positiv, aber weniger unmittelbar für uns und unser Gehirn. Im Gegenteil: Die meisten guten Vorsätze bedeuten erst einmal Quälerei, Enthaltsamkeit, Disziplin und vernunftgesteuertes Handeln. Alles Dinge, die unser Gehirn überhaupt nicht liebt. Unser Gehirn und insbesondere unser Genuss- und Belohnungszentrum im Gehirn lieben Spaß, Leichtigkeit, sich gehen lassen und nur nicht anstrengen. Deswegen müssen Sie einen Deal mit Ihrem Gehirn aushandeln. Sie müssen Ihrem inneren Schweinehund ein Leckerli anbieten. Allein der Anreiz abzunehmen, ist nichts, womit sich der innere Schweinehund überwinden lässt, aber mit dem Kauf eines besonders schicken neuen Kleidungsstücks nach Erreichen des Ziels lässt er sich schon eher besänftigen. Oder planen Sie eine große Party mit allen, denen Sie von Ihren Vorsätzen erzählt haben, sobald Sie Ihr Ziel erreicht haben.

Das **„R"** steht für **„Richtiger Moment"**. Viele Menschen wählen den Beginn ihrer guten Vorsätze nach einem „globalen" Moment aus, wie zum Beispiel dem Beginn eines neuen Jahres. Das ist aber eher ungünstig, denn es ist Ihr Vorsatz und nicht der Vorsatz vom Rest der Welt. Deswegen sollte der Vorsatz zu einem für Sie richtigen Zeitpunkt gewählt werden. Es macht nicht sehr viel Sinn, mit dem Abnehmen genau dann zu beginnen, wenn man in den Skiurlaub fährt, mit fünf leckeren und deftigen Mahlzeiten am Tag. Auch wenn Sie mit Ihrem Vorsatz sofort und nicht erst „übermorgen" beginnen sollten, sollten Sie sich doch die Zeit nehmen, zu überlegen, ob es wirklich heute der richtige Moment ist, denn nichts ist so frustrierend wie mit einem guten Vorsatz dann zu beginnen, wenn er allein schon aufgrund des Zeitpunktes zum Scheitern verurteilt ist.

Das „I" steht für **„Individuell"**. Wie schon oft in diesem Buch angesprochen wurde, sind wir aufgrund unserer Genetik, unserer körperlichen Voraussetzung und unserer emotionalen Neigungen Individuen. Innerhalb dieses individuellen Spielraums haben wir ein sehr starkes Entwicklungspotenzial; außerhalb dieser Grenzen ist es jedoch sehr schwierig, seine Ziele zu erreichen. So sollten Sie sich auch die guten Vorsätze nach Ihren individuellen Fähigkeiten aussuchen. Obwohl ich sehr gerne singe, bin ich doch ausgesprochen unmusikalisch. Wenn ich mir jetzt zum Beispiel zum Vorsatz mache, regelmäßig Gesangsunterricht zu nehmen, um eines Tages eine Sängerin oder zumindest im hiesigen Kirchenchor die erste Sopranistin zu werden, ist dieser gute Vorsatz leider aufgrund meiner extremen Unmusikalität zum Scheitern verurteilt. Ich sollte es lieber bei dem Gesang im Auto, unter der Dusche und bei sonstigen unbeobachteten Momenten belassen und mir lieber einen für mich geeigneteren Vorsatz heraussuchen.

Das „N" steht für **„Notieren"**. Schreiben Sie sich Ihre guten Vorsätze auf. Ich mache das gerne mit den guten alten selbstklebenden Post-it-Zettel, die ich überall anpappe, um an meine guten Vorsätze erinnert zu werden. Aktuell findet man übrigens bei mir gerade viele Erinnerungszettel bezüglich der sogenannten Zungenruhestellung, die ich als Anti-Lispel-Training mache. Immer wenn ich an einem solchen Post-It-Zettel vorbeilaufe, werde ich wieder an meinen guten Vorsatz erinnert. Wichtig dabei ist, dass nach einiger Zeit die Zettel an eine neue Position gehängt werden, damit man den Gewöhnungs-Ignorier-Faktor umgeht.

Das „**G**" steht für „**Gleichgesinnte**". So wie es sehr wichtig ist, Skeptikern aus dem Weg zu gehen, so wertvoll ist es, sich Gleichgesinnten anzuschließen. Das ist das klassische Erfolgskonzept von Selbsthilfegruppen. So haben zum Beispiel Alkoholiker, die sich einer Selbsthilfegruppe anschließen, eine wesentlich geringere Rückfallquote als diejenigen, die versuchen, alleine ihre Sucht dauerhaft zu beherrschen. Doch das gilt natürlich nicht nur für Alkoholabhängige.

Das „**E**" steht für „**Emotionen**". Ein Ziel können Sie nur erreichen, wenn Sie mit allen Fasern Ihres Leibes dafür brennen. Nur wenn Sie bereit sind, für Ihr Ziel alles aufzugeben, werden Sie es erreichen. Ein Vorsatz, den Sie nur ergreifen, weil andere meinen, dass er gut für Sie ist, können Sie schon gleich ad acta legen.

Dass „**R**" steht für **nicht** „**Radikal**". Ein sehr guter Coach von mir hat einmal gesagt: „Ändern Sie lieber 100 Dinge zu einem Prozent als eine Sache zu 100 Prozent." Und dem möchte ich gar nichts mehr hinzufügen.

Denken Sie also bei den nächsten guten Vorsätzen einfach an das Wort **GLÜCKSBRINGER** und schon bringt es Sie einen riesigen Schritt weiter in Richtung eines bewussten und erfüllten Lebens.

Einen Stift zwischen die Zähne nehmen

Wer nicht „hahahahihihihohoho" machen möchte, kann den damit verbundenen Effekt bei dieser Entspannungstechnik „to go" auch mit einem Stift erreichen.

Auch Strack, Martin und Stepper (1988) [vgl. Strack, F., Martin, L. L., Stepper, S. (1988)] orientierten sich bei ihrer Studie an der Facial-Feedback-Hypothese. Bei der Studie wurden die Versuchsteilnehmer in zwei Gruppen aufgeteilt: Während die eine Gruppe sich einen Bleistift zwischen die Zähne klemmen musste, wurden die anderen Probanden dazu aufgefordert, den Bleistift mit den Lippen festzuhalten.

Mit einem Stift zwischen den Zähnen gleicht ein Gesicht einem lachenden Gesicht.

Anschließend mussten die Versuchspersonen einen Cartoon ansehen und beurteilen. Das Ergebnis zeigte, dass diejenigen, die den Bleistift zwischen den Zähnen hielten, den Cartoon als signifikant witziger einstuften als die anderen Teilnehmer. Die Probanden, die den Stift mit den Zähnen festhielten, waren wesentlich entspannter und lustiger als die, die den Stift zwischen den Lippen hielten. Unser Gehirn spürt bei dieser Entspannungsübung auch ohne Spiegel, dass unser Gesicht freundlich grinsend aussieht und reagiert mit einem positiv veränderten Stresslevel darauf.

Die Hemingway-Methode

Die meisten von Ihnen kennen Ernest Hemingway als einen der erfolgreichsten und bekanntesten US-amerikanischen Schriftsteller des 20. Jahrhunderts. So erhielt er zum Beispiel 1953 den Pulitzer- und 1954 den Literaturnobelpreis für seine Novelle *Der alte Mann und das Meer*.

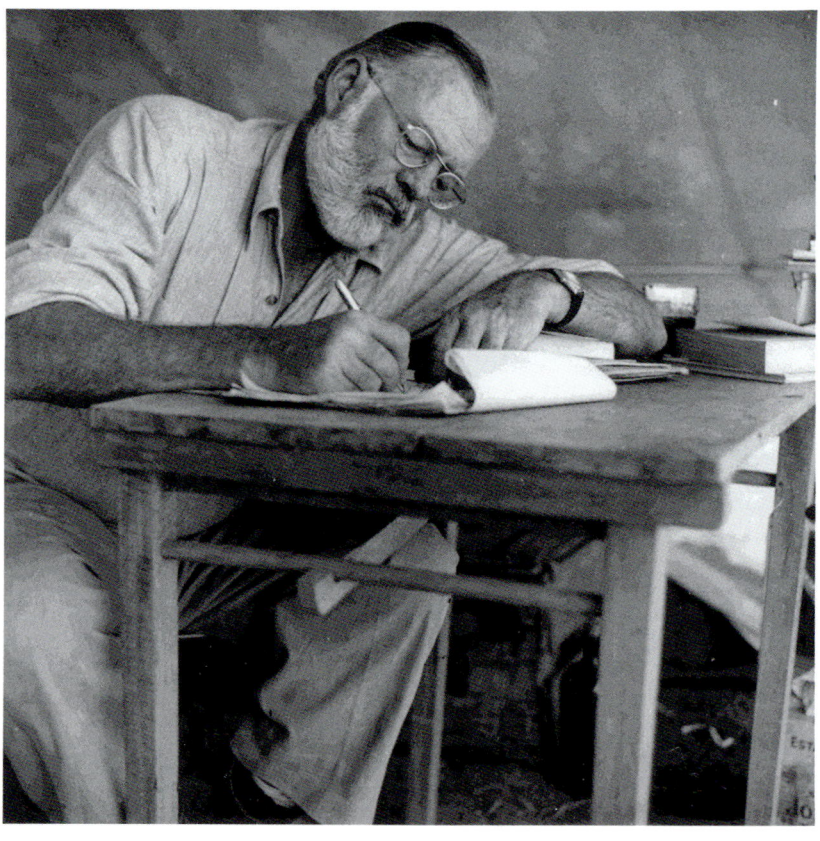

Doch Hemingway war nicht nur Schriftsteller, sondern auch Reporter und Kriegsberichterstatter, Abenteurer, Hochseefischer und Großwildjäger, was sich alles in seinen Werken niedergeschlagen hat. [vgl. Wikipedia]

Viele werden sich jedoch jetzt wahrscheinlich fragen, was ein so erfolgreicher Schriftsteller in einem Lebensratgeber zu suchen hat, und denken wahrscheinlich als Erstes an die nach ihm benannte Eisberg-Methode: In einer vielzitierten Passage verwendet Hemingway in *Death in the Afternoon* (dt. Tod am Nachmittag) das Bild eines Eisbergs, um seine Vorstellung von der Kunst des Weglassens und der erzählerischen Kürze zu verdeutlichen.

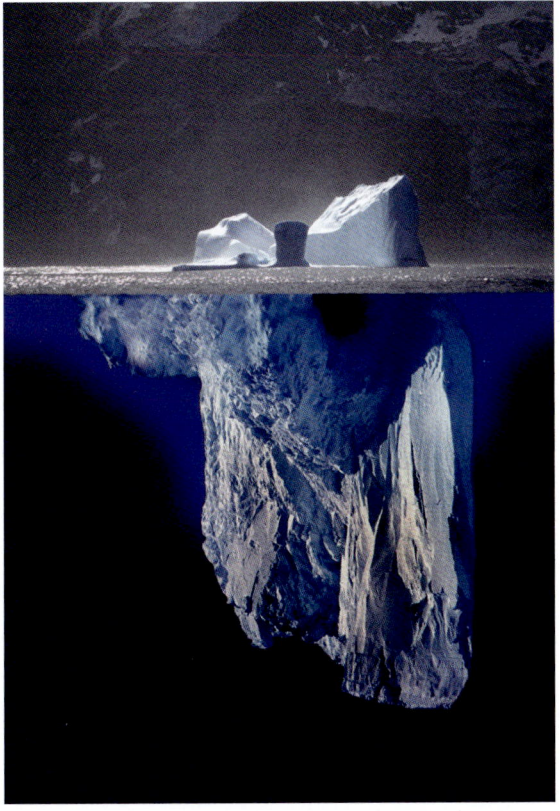

„Wenn ein Prosaschriftsteller genug davon versteht, worüber er schreibt, so soll er aussparen, was ihm klar ist. Wenn der Schriftsteller nur aufrichtig genug schreibt, wird der Leser das Ausgelassene genauso stark empfinden, als hätte der Autor es zu Papier gebracht. Ein Eisberg bewegt sich darum so anmutig, da sich nur ein Achtel von ihm über Wasser befindet." (E. Hemingway). [vgl. Hemingway, E. (1932)]

Letztendlich passt auch diese Technik zu dem Titel dieses Buches *Man lebt nur täglich*, denn wie bereits schon mehrfach erwähnt, ist es nicht nur im schriftstellerischen, sondern auch im Leben sehr wichtig, sich auf das Wesentliche zu konzentrieren und dieses möglichst punktgenau zu machen.

Doch ich möchte auf eine andere Methode zu sprechen kommen, die Hemingway perfekt anwendete und die ich bereits bei der Stundenplan-Technik angedeutet habe.

So soll ihn mal ein junger Kollege, der mit seinem Roman nicht so richtig vorankam, um Rat gefragt haben, wie er zu größerer Effizienz gelangen kann. Hemingway soll daraufhin sinngemäß geantwortet haben: „Am besten hört man immer dann auf, wenn es gerade super läuft und man genau weiß, wie es weitergeht. Wenn Sie das jeden Tag tun, werden Sie nie vor einem weißen Blatt Papier sitzen." [vgl. Kunz, C. (2022)]

Dieser Trick zum produktiven Arbeiten faszinierten die Forscher Yoshinori Oyama und Emmanuel Manalo so sehr, dass sie – 50 Jahre nach dem Tod Hemingways – im Jahre 2018 in einem Experiment mit 260 Studenten zeigten, dass das Aufhören in einem Moment, in dem es richtig gut läuft, für unser Gehirn einen extremen Motivationsschub bedeutet. [vgl. Kunz, C. (2022)]

„Halt! Stopp!" denken jetzt viele. Das steht doch in einem krassen Widerspruch zu der Aussage, dass man sich nicht ablenken lassen soll und dass man nach der Unterbrechung einer Aufgabe 10 bis 15 Minuten braucht, um wieder in den Fluss zu kommen.

Doch es handelt sich dabei nur um einen scheinbaren Widerspruch, denn bei der Studie sind noch ein paar wichtige Teilaspekte zutage getreten, die es braucht, damit die Hemingway-Methode erfolgreich ist.

1. Vor der Unterbrechung muss die Aufgabe über die Hälfte erfüllt sein, denn nur so greift der bereits erwähnte Goal-Gradient-Effekt, der zeigt, dass Leidenschaft und Engagement umso mehr zunehmen, je näher man ans Ziel kommt.

2. Die Aufgabe muss uns wichtig sein, wir müssen für sie brennen, denn sonst würde die Unterbrechung nur eine Aufschieberitis (Prokrastination) bedeuten.

3. Unsere Aufgabe muss Struktur haben und notfalls in viele kleine Etappen unterteilt werden, damit wir immer wissen, wann wir mehr als die Hälfte von dem geschafft haben, was wir aktuell erreichen wollen.

4. Die Unterbrechung darf nicht zu oft sein, denn wie bereits erwähnt, haben wir nach jeder Unterbrechung eine gewisse Anlaufzeit.

Doch warum bekommen wir mit der Hemingway-Unterbrechungs-Methode einen solchen Motivationsschub? Für unser Gedächtnis ist es wichtig, dass immer alles rund, also vollständig ist. Lesen wir zum Beispiel ein Text, in dem Buchstaben fehlen, so vervollständigt unser Gehirn diese Buchstaben so unbemerkt, dass wir den Text fließend lesen können. Das ist auch der Grund, warum unser Gehirn etwas vergisst, wenn es erledigt ist. Wenn ich zum Beispiel einen

Text für meine Mitarbeiter diktiere, so ist dieser so lange perfekt in meinem Kopf, bis er auf dem Diktiergerät festgehalten ist. Mitarbeiter bei uns im Service berichteten mir, dass sie so lange ganz genau wissen, welche Summe ein Gast zahlen muss, bis er bezahlt hat.

Nutzen Sie die Hemingway-Methode, um sich vom Frust des Nicht-mehr-weiter-Kommens zu befreien.

Die 91-Prozent-Regel

Im Jahr 2010 habe ich 200 meiner Patienten gebeten, ihre Sorgen und Ängste aufzuschreiben. Trotz der hohen Individualität der Probleme und Sorgen kristallisierten sich doch einige signifikante Sorgen-Gruppen heraus, wie zum Beispiel persönliche Krankheit oder Notsituationen, globale weltpolitische Ereignisse, Sorgen, die aus der Vergangenheit resultierten, oder solche, die in einem direkten Zusammenhang mit Freunden und Familien stehen.

Des Weiteren hatten die Studienteilnehmer die Aufgabe, eine Woche lang genau aufzuschreiben, wie viel Zeit sie mit den Gedanken an diese Sorgen verbringen. Hierbei sollte allerdings nicht der gesamte Tag berücksichtigt werden, sondern nur der Teil des Tages, an dem man nicht schlief; wobei es allerdings erwähnenswert ist, dass die sorgenvollen Gedanken sehr wohl einen unmittelbaren Zusammenhang mit dem Schlaf hatten, denn 85 Prozent der Probanden gaben an, dass diese negativen Gedanken das Ein- und Durchschlafen negativ beeinflussen würden. Doch zurück zur Frage, wie viel Tageszeit mit den Sorgen verbracht wurde. Die Teilnehmer gaben an, dass sie 10 bis 40 Prozent der Tageszeit gedanklich mit ihren Befürchtungen verbringen würden. Im Durchschnitt lag die Zeit bei 26 Prozent, also etwas mehr als ein Viertel des Tages.

Zehn Jahre später, also im Jahre 2020, aber noch vor dem „offiziellen" Beginn der Pandemie im Februar 2020, habe ich die Probanden (abzüglich zwölf Teilnehmer, die aus der Studie ausgeschieden waren) erneut bezüglich ihrer damaligen Ängste und Sorgen gefragt, und zwar bekamen sie die Aufgaben, zu beurteilen, ob die damaligen Befürchtungen eingetroffen sind oder nicht.

Das Ergebnis war insbesondere für die Befragten sehr erstaunlich:

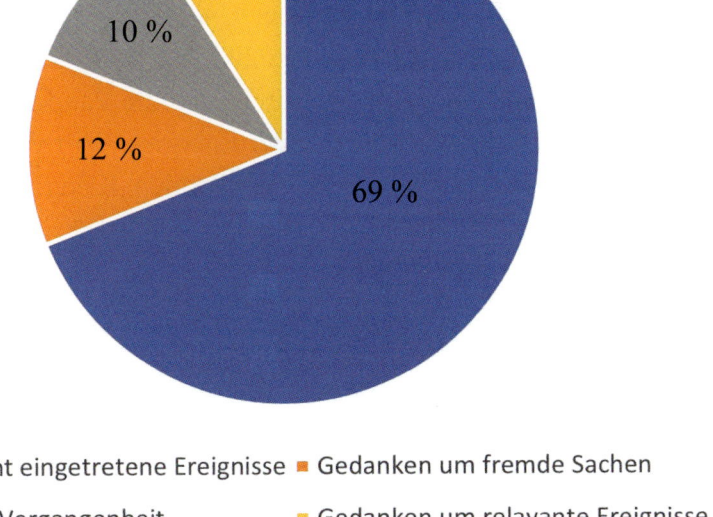

69 Prozent der befürchteten Ereignisse sind nämlich nicht eingetreten bzw. hatten sich zwischenzeitlich aufgelöst, weil es sich nur um einen vorübergehenden Missstand seelischer oder körperlicher Natur gehandelt hatte. Wenn man jetzt noch

bedenkt, dass 12 Prozent der Sorgen, die sich die Teilnehmer gemacht hatten, sich um Menschen oder Situationen gedreht haben, die mit ihnen selber gar nichts zu tun haben – und dass 10 Prozent der Probleme sich um Ereignisse drehten, die weit in der Vergangenheit lagen und sich leider nicht mehr ändern lassen, haben die Teilnehmer über ein Viertel ihres Tages mit negativen Gedanken verbracht, von denen im Nachhinein 91 Prozent irrelevant waren. Womit ich nicht sagen will, dass für alle Probanden das Leben nun zehn Jahre nach der ersten Befragung viel besser, sozusagen rosarot, war, denn bei einigen waren zwar nicht die Sorgen und Probleme eingetreten, die sie befürchtet hatten, aber dafür waren andere unerwartete negative Ereignisse geschehen. Und, wie gesagt, das Ende der Befragung war im Januar 2020, also noch bevor man wusste, welch einschneidende Veränderung die Pandemie in unserem Leben haben würde – von der Energie-, Wirtschafts- und Umweltkrise und dem nun herrschenden Krieg in der Ukraine ganz zu schweigen.

Die entscheidende Aussage meiner Studie ist, dass wir sehr oft Kraft, Zeit und Energie für Gedanken und Probleme verschwenden, die im Nachhinein entweder nicht eintreten oder sowieso nicht beeinflussbar sind bzw. den Einzelnen niemals betreffen werden. Wir wissen nicht, was kommt, es kann besser sein, es kann natürlich auch schlechter sein. Aber die Wahrscheinlichkeit, dass es ganz anders ist, als man heute noch glaubt, ist sehr hoch. Sollten wir da nicht lieber unsere Zeit nur für die Probleme opfern, die wir wirklich in diesem Moment verändern können, oder wo zumindest eine Aktion im Jetzt einen unmittelbaren Einfluss auf eine potenzielle Veränderung der Situation in der Zukunft bewirkt. Denn diese vergeudeten 25 Prozent unseres Lebens kann man sinnvoller, schöner und effektiver nutzen als für kreisende Gedanken um Dinge, von denen wir nicht wissen, ob sie wirklich eintreten werden. Unsere Lebenszeit ist zu kurz, überraschend und nicht vorhersehbar, um sie sinnlos zu verschwenden. Nutzen wir lieber die gewonnene Kraft und Zeit, um zu leben. Denken Sie immer daran: *Man lebt nur täglich.*

Warum zu viele Marmeladen uns unglücklich machen

Vor kurzem meinte meine Freundin zu mir: „Wie schön war der Urlaub in der Pandemie!" Ich schaute sie daraufhin etwas irritiert an, denn die Möglichkeit von Urlaubsreisen war in der Hauptpandemiezeit doch sehr eingeschränkt. „Doch", meinte sie, „damals hatten wir die Auswahl, in Deutschland an die See oder in die Berge zu fahren, und ruckzuck war in unserer Familie eine Entscheidung getroffen worden und alle waren glücklich und freuten sich auf den Urlaub. Jetzt, da man wieder in die ganze Welt verreisen kann, sitzen wir seit einem Monat zusammen und können uns nicht entscheiden, wo es hingehen soll. Wir schaffen es noch nicht einmal, unser potenzielles Urlaubsziel ein wenig zu konkretisieren."

Das, was meine Freundin damit beschreibt, ist auch unter dem Namen Marmeladen-Paradoxon oder Marmeladen-Experiment bekannt, nämlich dass ein Überangebot an Auswahl uns nicht glücklich, sondern eher ratlos und frustriert macht.

Dieses Phänomen nennt man deswegen so, weil dieses Experiment tatsächlich im Supermarkt im Rahmen einer kleinen Studie mit verschiedenen Marmeladensorten gemacht worden ist. [vgl. Stangl, W. (2022)]

Zwei amerikanische Forscher, Iyengar und Lepper (2000), haben in einem Delikatessengeschäft in Kalifornien Probiertische aufgestellt, wo die Kunden verschiedene Marmeladensorten probieren konnten. In der ersten Versuchsanordnung wurden den Kunden sechs verschiedene Sorten zum Probieren angeboten, in der zweiten Versuchsanordnung 24.

Am Tisch mit der großen Auswahl blieben deutlich mehr Probanden stehen, nämlich 60 Prozent im Vergleich zu 40 Prozent bei der kleinen Auswahl. Das war eigentlich auch nicht anders zu erwarten. Erstaunlich war aber, dass bei der großen Auswahl nur 2 Prozent ein Glas kauften, wohingegen bei der kleinen Auswahl 12 Prozent der Kundinnen auch ein Glas Marmelade erwarben.

Und wieder einmal ist unser Belohnungszentrum der Grund für dieses Phänomen. Unser Gehirn macht hierbei eine einfache Nutzen-Kosten-Abwägung. Zwischen verschiedenen Sachen auswählen zu können, macht unserem Gehirn Spaß, es ist aber für das Gehirn sehr anstrengend. Wird die Auswahl zu groß, fühlt sich unser Gehirn überfordert. Es hat das Gefühl, nicht mehr alles abwägen zu können und vielleicht einen entscheidenden Faktor zu übersehen. Und da unser Gehirn lieber keine Entscheidung als eine schlechte Entscheidung trifft (denn früher waren nur falsche Entscheidungen gefährlich), kann es passieren, dass wir uns bei einer zu großen Auswahl nicht entscheiden können und lieber gar nichts nehmen. Perfekt für unser Gehirn ist somit eine mittlere Auswahlmöglichkeit. So hat das Gehirn Spaß, weil es zwischen verschiedenen Sachen abwägen darf, und das Belohnungszentrum bekommt dann auch noch einen Kick, weil es sich für das „Beste" entschieden hat.

Sind wir also mit einer riesigen Auswahl konfrontiert, überfordert das unsere psychologischen Kapazitäten. Häufig sind wir dann am Ende mit dem Auswahlprozess eher unzufrieden und bereuen unsere Entscheidung vielleicht sogar.

Vielleicht ein weiterer Grund für die Retromanie. Wie schön war es früher, als wir im Tante-Emma-Laden lediglich zwischen Brombeer- und Erdbeermarmelade wählen mussten.

Grünes Bild

Farben haben eine sehr unterschiedliche Wirkung auf unser Seelenleben. Der Farbe Grün wird dabei eine sehr beruhigende und glücklich machende Wirkung zugesprochen, weil wir mit ihr Leben, Natur, Zufriedenheit, Glück und Hoffnung verbinden. Deswegen nutzen wir diese Entspannungstechnik „to go" für einen Blick durchs Fenster ins Grüne. Wer kein Fenster mit Blick ins Grüne hat, kann sich auch mit einem grünen Bild an der Wand behelfen. Das Bild sollte allerdings mindestens im Abstand von zwei Metern entfernt hängen, damit die Augen in die Ferne schauen. Wichtig ist aber, wie bei allen Entspannungsübungen, dass man nur 5 bis maximal 20 Minuten hinausschaut, denn alles, was länger unserem Gehirn präsentiert wird, ist für das Gehirn langweilig und löst keine positiven Emotionen mehr aus.

Manche Menschen schwören bei der beruhigenden Farbwirkung auch auf Baker-Miller-Pink.

Seinen Namen verdankt dieser Farbton einem Experiment aus den 1970er-Jahren: Damals überredete der Psychologe Alexander Schauss die Direktoren des Militärgefängnisses der US Navy, Baker und Miller, einige Zellen ihrer Einrichtung in Rosa zu streichen. Der Psychologe war der Überzeugung, dass diese Farbe eine beruhigende Wirkung auf aggressive

Häftlinge habe. Laut seinem Forschungsbericht gab es nach der Einführung des Rosatons in dem zuvor von Gewalt geplagten Gefängnis keine Vorfälle aggressiven Verhaltens unter den Häftlingen mehr. [vgl. Wikipedia]

Vielleicht haben Sie aber auch eine individuelle Lieblingsfarbe, mit der Sie positive und beruhigende Gefühle verbinden.

Der Rückschaufehler (Hindsight Bias)

Kennen Sie auch das Phänomen, dass hinterher immer alle klüger sind? Und egal, wie die Dinge sich gerade entwickelt haben, sind plötzlich immer alle der Meinung, dass sie das auch schon im Vorfeld geahnt hätten.

Psychologen nennen dieses Phänomen den „Rückschaufehler" oder den sogenannten „Hindsight Bias". Das Phänomen des Rückschaufehlers wurde erstmals 1975 von Baruch Fischhoff an der Carnegie Mellon University in Pittsburgh untersucht. [vgl. Fischhoff, B. (1975)] Dieses Phänomen, dass wir uns im Nachhinein alles passend machen bzw. passend interpretieren, betrifft uns alle. Die Persönlichkeit hat jedoch erheblichen Einfluss auf diese Form der Selbsttäuschung; das heißt, Menschen, die einen stärkeren Drang zur Selbstdarstellung haben, behaupten öfters als andere, dass sie die richtige Antwort schon vorher gewusst hätten.

Am stärksten jedoch tritt der Rückschaufehler auf bei Menschen, die zu einer Art Dogmatismus neigen; also Menschen, die ein ausgeprägtes Bedürfnis nach einer geordneten, vorhersehbaren Welt mit möglichst größter Sicherheit haben. 2003 wurde sogar eine Ausgabe der Zeitschrift *Memory* komplett dem Hindsight Bias gewidmet. [vgl. Mai, J., Rettig, D, (2011)]

Wissenschaftlich werden drei Arten des Rückschaufehlers unterschieden:

1. Die Betroffenen können sich tatsächlich nur schlecht an ihre eigene Vorhersage erinnern.

2. Die Betroffenen glauben, dass es unausweichlich ist, dass es so kommen musste, wie es kam.

3. Der Betroffene gehört dem Typus des Rechthabers an und ist der „Ich-habe-es-doch-schon-immer-gesagt"-Typ. Diese Menschen drücken generell alles vage und geschickt aus, so dass man sie nie richtig festnageln kann und sie ihre einmalige Aussage dann immer so drehen können, dass es im Nachhinein perfekt passt.

Es gab ein sehr typisches, sehr interessantes Experiment zum Hindsight Bias: Dabei wurden Probanden verschwommene Bilder gezeigt, die zunehmend schärfer wurden, bis man irgendwann das Bild erkennen konnte. Vorweg wurden zwei Gruppen gebildet. Die Kontrollgruppe wusste nicht, was auf den Bildern zu sehen sein wird. Den Personen der Testgruppe haben jedoch die Forscher schon im Voraus das Motiv verraten. Beide Gruppen wurden dann gefragt, ab welchem Moment sie das Bild hätten erkennen können und fast in 100 Prozent der Fälle schätzte die Versuchsgruppe den Zeitpunkt zu früh ein. Sie schummelten also, um sich besser zu machen. [vgl. Mai, J. (2021)]

188

Lassen Sie sich nicht von Menschen, die nachher alles besser wissen, ins Bockshorn jagen. Auch diese Menschen leben nur täglich und in die Zukunft schauen kann niemand – leider.

Verlängern Sie mit einem Lächeln Ihr Leben

Über die positive Wirkung das Lachens und des Lächelns ist schon so viel geschrieben worden, dass ich in diesem Buch nicht mehr alles aufgreifen möchte. Dass es keine Sportart, gibt bei der so viele Muskeln bewegt und trainiert werden wie beim Lachen, dass Heilungsprozesse beim Lachen im Körper aktiviert werden und dass die Produktion von Adrenalin und Cortisol reduziert und Serotonin vermehrt wird, muss ich Ihnen, als interessierten Leser, nicht mehr erzählen.

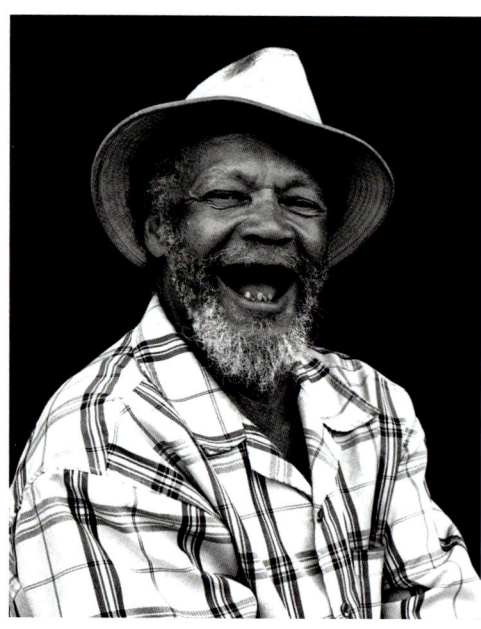

Doch da gerade in der letzten Zeit viele Menschen vor lauter negativen Nachrichten das Lächeln verlernt haben, möchte ich eine Studie über das Lächeln doch erwähnen: nämlich, dass das Lächeln das Leben verlängert. Dazu werteten amerikanische Forscher um den Psychologen Ernest Abel [vgl. Abel E. (2010)] Autogrammkartenbilder von Baseballspielern aus dem Jahre 1952 aus. Die einen lächelten sanft, die anderen zeigten breit grinsend ihre Zähne, wieder andere lächelten gar nicht. 2010 schauten sich die Wissenschaftler die 150 Spieler genauer an, die bereits verstorben waren und verglichen ihre Lebensdauer mit dem Lächeln auf dem Foto. Verblüffend war, dass die Mitglieder der Gruppe ohne Lächeln im Schnitt 72,9 Jahre lebten, die leisen Lächler waren rund 75 Jahre alt geworden und die breiten Grinser hatten es auf stolze 79,9 Jahre gebracht.

Wenn Sie wissen wollen, ob das Lächeln Ihres Gegenübers ehrlich gemeint ist, müssen Sie übrigens auf die Augen achten. Die Lachfältchen in den Augenwinkeln hat zuerst der französische Psychologe Guillaume-Benjamin Duchenne im 19. Jahrhundert beobachtet. Deswegen wird das echte Lächeln immer noch als Duchenne-Lächeln bezeichnet. Auch unter Mund-Nase-Masken in COVID-19-Zeiten kann man das echte Lächeln somit noch immer erkennen!

Haben Sie heute schon gelächelt und gelacht?

Resetten Sie Ihr Gehirn

Möchten Sie auch manchmal Ihr Gehirn wie einen Computer runterfahren, also einfach den Reset-Knopf drücken?

Dann machen Sie etwas Verrücktes.

Das Gefühl danach haben Sie bestimmt alle schon einmal erlebt. Sie haben etwas Verrücktes gemacht, etwas Neues, oder etwas, das Sie sich eigentlich nicht zutrauen. Und können Sie sich noch an das Gefühl danach erinnern? Können Sie sich noch an das Gefühl des Stolzes, die Purzelbäume der Glückshormone und an Ihre euphorische Stimmung erinnern?

Unser Gehirn braucht hin und wieder die Herausforderung, das Neue, das Gefühl, sich selbst oder den inneren Schweinehund besiegt zu haben.

Das muss dabei nicht die ganze große Aktion sein, sondern auch durch kleine Dinge kann man unser Gehirn resetten.

Oftmals, wenn Menschen zu mir kommen, die das Gefühl haben, in ihrer Situation oder in ihren Ängsten festgefahren zu sein, gebe ich ihnen eine Challenge. So hatte ich zum Beispiel einmal eine Patientin, die plötzlich, getriggert durch einen sehr manipulativen Film und einige Mobbingangriffe, ihr Selbstbewusstsein verloren und Angst hatte, sich oder Menschen, die sie liebt, etwas anzutun. Da die Patientin sehr empathisch ist, habe ich die folgende Challenge für sie ausgearbeitet:

1. „Fragen Sie eine ältere Nachbarin, ob Sie etwas für sie einkaufen können."

2. „Backen Sie einen Kuchen und bringen Sie ihn zu einem Nachbarn."

3. „Machen Sie einem Menschen, den Sie vielleicht gar nicht so mögen oder der ein Außenseiter ist, ein Kompliment."

Genau dieser Wunsch nach etwas Verrücktem hat auch so viele Menschen an der sogenannten Ice Bucket Challenge (deutsch: Eiskübelherausforderung) teilnehmen lassen. Bei der Ice Bucket Challenge geht es darum, dass sich eine Person verpflichtet, für die Krankheit ALS zu spenden, indem sie einen Eimer mit eiskaltem Wasser über sich kippt. Dabei sollte sie sich filmen und das Video in ein soziales Netzwerk hochladen. Neben dem sozialen Aspekt des Spendens, dem Gruppenzwang und weil viele berühmte Persönlichkeiten es auch gemacht haben, ist es auch für unser Gehirn genau eine dieser kleinen verrückten Sachen, die es liebt.

Professor Sven Voelpel, Altersforscher an der Jacobs University in Bremen, hat festgestellt, dass solche verrückten Sachen (am besten kombiniert mit einer Bewegung) nicht nur stressabbauend wirken, sondern unser Gehirn jung und fit halten. So läuft er mal die Treppe rückwärts, krabbelt mal auf allen Vieren, jongliert mit allen möglichen Gegenständen, tanzt durch die Wohnung oder steht einfach mal auf dem Kopf. „Immer neue Bewegung bedeutet immer neue Verbindungen im Gehirn", so der Altersforscher. Das heißt, wir bleiben dann tatsächlich im Gehirn fit. Selbst beim Fernsehen könnte man das wunderbar einbauen, indem man währenddessen nicht im Sessel verharrt, sondern Kniebeugen macht oder auf einem Bein steht. [vgl. Voelpel, S. (2016)] [vgl. Voelpel, S. (2020)]

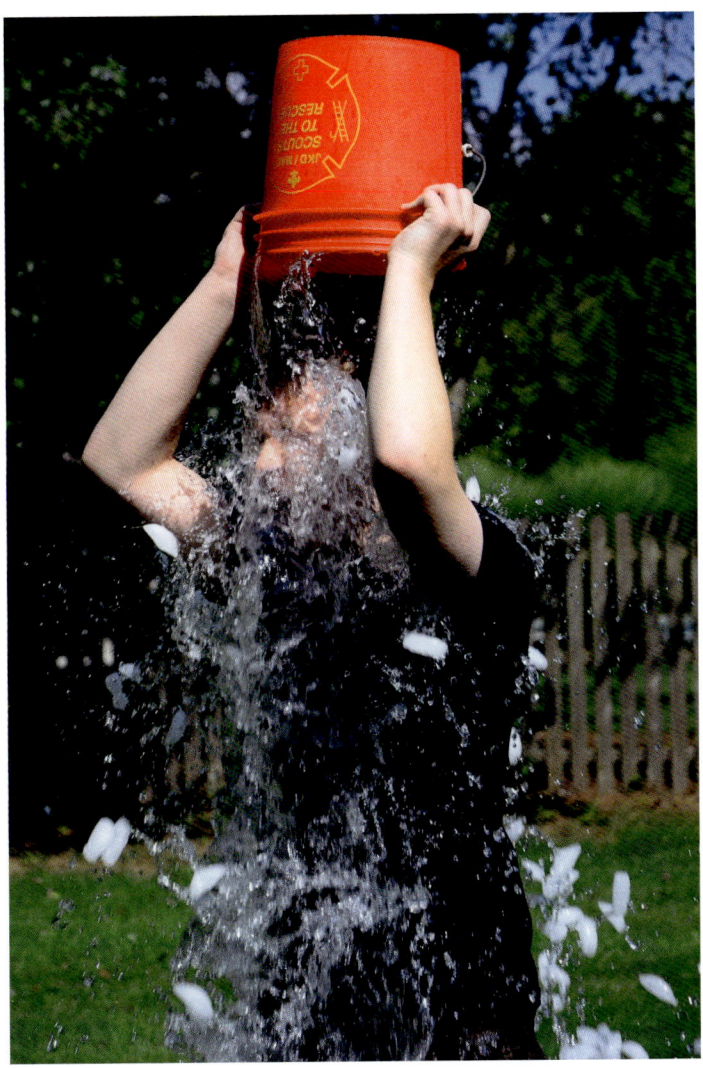

Dies ist ein Prinzip, das auch bei Life-Kinetik intensiv genutzt wird.

Unser Gehirn liebt die Abwechslung. Das muss nicht immer das ganz große Ereignis sein, sondern auch kleine verrückte Bewegungseinheiten haben eine großartige Wirkung auf die Synapsen.

Machen Sie etwas Verrücktes!

Den Antistresspunkt drücken

Mit dieser Entspannungstechnik „to go" widmen wir uns dem chinesischen Antistresspunkt „Shen Men". In China ist dieser Punkt als „Tor des Himmels" bekannt. Der Punkt befindet sich innerhalb der Ohr-Muschel, dort, wo sich der Anti-Helix genannte Bogen in eine kleine Gabelung aufsplittet. Besonders gut lässt sich der Shen-Men-Punkt mit einem kleinen Wattestäbchen massieren.

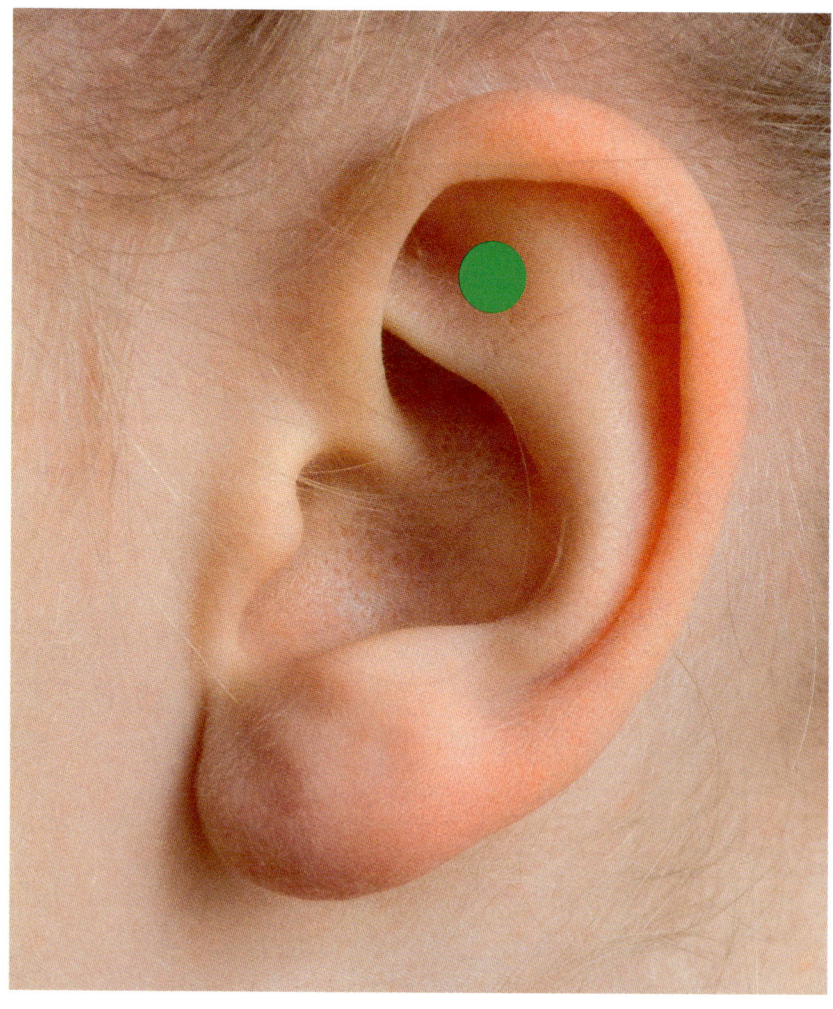

Es geht natürlich aber auch mit dem Finger. Während man den Shen-Men-Punkt mit kreisenden Bewegungen massiert, ist es wichtig, ruhig weiter zu atmen. Dabei sollte man beim Einatmen nach links schauen und beim Ausatmen nach rechts.

Lasst uns alle ein bisschen hygge sein

Obwohl ich in den letzten Kapiteln immer wieder erwähnt habe, dass es wichtig ist, dass man die Individualität des Einzelnen berücksichtigt, möchte ich doch das letzte Kapitel dem Gefühl einer ganzen Nation widmen, nämlich dem dänischen Glücksmotto.

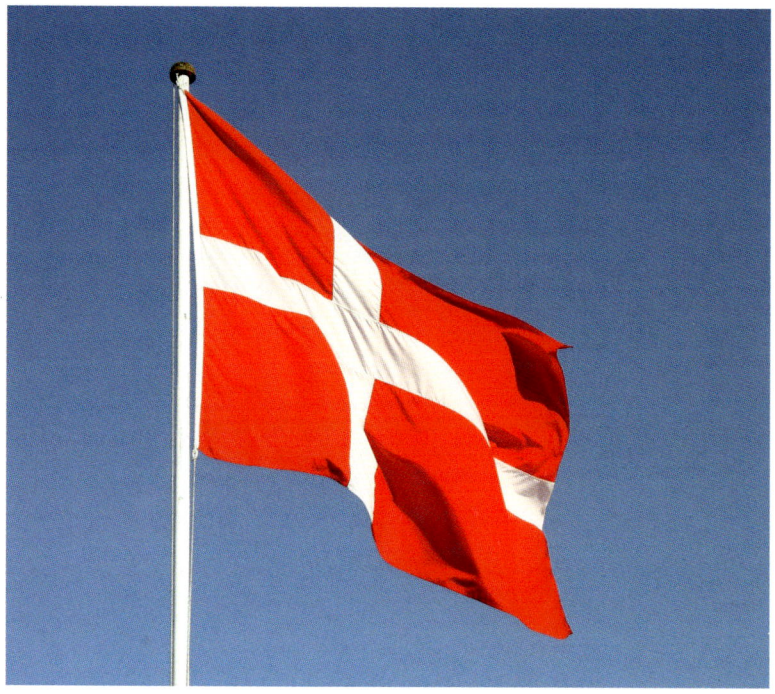

Laut World Happiness Report war Dänemark schon dreimal Spitzenreiter in der „Glücks-Skala". Der World Happiness Report (dt. „Welt-Glücks-Bericht") ist ein jährlich vom Sustainable Development Solutions Network der Vereinten Nationen veröffentlichte Bericht, der Ranglisten zur Zufriedenheit der verschiedenen Länder der Welt enthält. [vgl. Wikipedia]

Dänemark nimmt in dieser alljährlichen Rangliste der glücklichsten Länder der Erde immer einen der Spitzenplätze ein, auch wenn Dänemark 2022 nur auf Rang 2 steht nach Finnland. Deutschland belegte übrigens Platz 14.

Aber warum sind die Dänen so glücklich, dass sie sogar ein Glücksmuseum in Kopenhagen eröffnet haben? Das Geheimnis steckt in „hygge"; das ist nämlich die Lebensphilosophie der Dänen, und allein das Wort klingt schon lustig. Eine eindeutige Übersetzung des Wortes gibt es allerdings nicht, denn es hat viele Bedeutungen. Wenn man im Langenscheidt-Wörterbuch nachschaut, findet man Übersetzungen wie: gemütlich, angenehm, nett und gut.

Eine Dänin, die ich einmal als Patientin hatte, hat es wie folgt für mich übersetzt: die Gemütlichkeit der Seele, das Nicht-Vorhandensein jeglicher Störfaktoren sowie das gemütliche Beisammensein. Als sie mir mehr von dem dänischen hygge erzählte und ich sie einmal in Dänemark besucht habe, stand für mich fest:

Hygge ist eine Lebenseinstellung, die genau zu dem Thema dieses Buches *Man lebt nur täglich* passt, denn hygge hat sich zur Aufgabe gemacht, dass die Menschen ihr Leben in vollen Zügen genießen. Hygge ist dabei aber weder eine große Aktion, noch braucht man viel Geld dafür, sondern es geht darum, dass man sich und anderen das Leben so schön wie möglich gestaltet. Es ist dabei wichtig, sich selbst gern zu haben und anderen etwas Gutes zu tun.

Für die Dänen ist hygge nicht nur ein Ausgleich zu einem stressigen Arbeitstag, sondern vielleicht einfach eine logische Konsequenz langer, dunkler und kalter Winterabende. Hygge bedeutet, den Moment zu genießen und das Negative einfach in diesem Moment hinter sich zu lassen – man ist im Hier und Jetzt. Meine dänische Patientin, inzwischen sehr gute Freundin, hat mir dazu ein paar wichtige Hygge-Merkmale genannt:

1. Genieße die kleinen Dinge im Leben. Das kann ein schöner Spaziergang sein, ein Treffen mit Freunden. Es ist eigentlich vollkommen egal was, wichtig ist nur, dass man es genießt und dabei Spaß hat.

2. Genieße das Essen. Die Dänen lieben es, gemeinsam zu kochen, entspannt am Esstisch zu sitzen; dabei reden sie nie darüber, ob das Essen zu viel Kalorien hat, was es gekostet hat oder ob es gesund ist, sondern sie genießen es einfach.

3. Mach das Zuhause zu einer kleinen gemütlichen Höhle. Es sollte einfach richtig kuschelig und schön sein, so dass man jederzeit gerne nach Hause kommt. Das kleine Häuschen meiner Freundin ist das gemütlichste, das ich mir vorstellen kann

4. Trenne strikt Arbeit und Privates. Die Dänen arbeiten fleißig, aber zu einer bestimmten Uhrzeit beginnt das Privatleben und das halten sie auch streng ein.

Andere scheinen von hygge auch so begeistert zu sein wie ich, denn es wurde sogar als Weltkulturerbe vorgeschlagen.

Auch wenn wir alle unsere individuelle Entspannungsoase finden sollten, ein bisschen hygge sollten wir auf jeden Fall sein.

Ein bisschen hygge sollten wir alle sein.

Unser Gehirn braucht Abwechslung, auch bei der Entspannung

Ich hoffe, Ihnen hat das Lesen dieses Buches Spaß gemacht und Sie konnten wichtige Tipps und Denkanstöße bei der Auseinandersetzung mit dem inneren und äußeren Stress gewinnen. Nun haben Sie die Gelegenheit, sich aus den vielen Antistressbausteinen dieses Buches Ihre ganz persönliche Entspannungsoase zu gestalten.

Sollten Sie noch weitere Anregungen oder Fragen zum Buch haben, können Sie diese gerne per Post oder E-Mail schicken an:

Dr. Petra Sommer

Kurhaus am Maasberg

55566 Bad Sobernheim

info@so-hai-lights.de

Gerne beantworte ich Ihre Post.

Ich wünsche Ihnen, dass Sie alles erreichen, was Sie sich selbst fest vorgenommen haben und dass Sie nicht auf einen späteren, besseren Moment hoffen, sondern täglich leben.

MAN LEBT NUR TÄGLICH

Mein persönliches Anti-Stress-Konzept

(beliebig erweiterbar)

- Meine inneren und äußeren Stressreize

- Was für ein Entspannungstyp bin ich?

- Wo und wann sind meine Entspannungs-Zeiten?

- Was für ein Chronotyp bin ich?

- Meine Lieblings-Entspannungstechniken „to go"

- Meine Lebensrollen

- Worüber mache ich mir Sorgen / Gedanken?

- Was ist mein Kuschelbringer, mein Lieblingsgeruch?

_____

_____

- Was sind meine Highlights?

_____

_____

- Was ist meine Konzi-Währung?

_____

_____

- Welche guten Vorsätze habe ich?

_____

_____

- Wann habe ich das letzte Mal etwas Verrücktes gemacht?

_____

_____

- Was sind meine Stärken?

_____

_____

- Was sind meine sympathischen Schwächen?

_____

_____

- Was ist mir wirklich wichtig? Wofür brenne ich?

_____

_____

Ergebnis des Stress-Tests

0 bis 10 Punkte: sehr gut; Sie haben eine perfekte Resilienz.

11 bis 30 Punkte: gut; an manchen Tagen sollten Sie sich etwas stärker um Ihre Stressbewältigung kümmern. In den Alltagssituationen scheinen Sie es aber gut zu schaffen.

31 bis 60 Punkte: befriedigend; sollten Sie gerade in einer vorübergehenden Stressphase sein, ist es nicht bedenklich. Sollten Sie aber das Gefühl haben, dass dieser Zustand schon länger besteht oder noch länger dauern wird, sollten Sie einige Entspannungsoasen in Ihr Leben integrieren.

61 bis 100 Punkte: schlecht; Ihr Körper und Ihr Gehirn geben eindeutige Alarmzeichen. Bitte nehmen Sie diese ernst.

mehr als 101 Punkte: sehr schlecht; Sie leiden womöglich unter chronischem Stress. Es gibt starke Anzeichen dafür, dass Ihre Gesundheit unter dem hohen Stresslevel merklich in Mitleidenschaft gezogen ist.

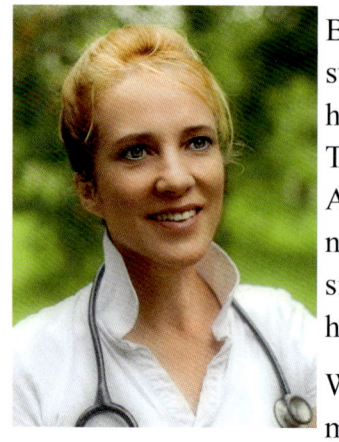

Bei Dr. Petra Sommer trifft leicht verständliche Medizin auf Humor. Schon früh hat Dr. Sommer erkannt, dass die beste Therapie nichts nutzt, wenn der Patient den Arzt und somit auch den eigenen Körper nicht versteht. Wie keine andere nimmt sie sich medizinischen Themen an – immer humorvoll, pointiert und klar verständlich.

Während ihrer Arbeit am Institut für Immunbiologie der Universität zu Köln unter Leitung von Professor Dr. Gerhard Uhlenbruck beschäftigte sie sich intensiv mit der Psychoneuroimmunologie, also den Einfluss, den Stress auf das Immunsystem hat. Heute ist sie Chefärztin des Kurhauses am Maasberg in Bad Sobernheim. Bei ihrer Arbeit in der Praxis ist es Sommer besonders wichtig, sich Zeit für die Patienten zu nehmen und verständlich in deren Sprache zu sprechen.

Als wissenschaftliche Leiterin hat sie bereits diverse große Studien zum Thema Stressmanagement, Psychoimmunologie und Glücksforschung geleitet

Doch wer Dr. Petra Sommer aus der Praxis kennt, kennt nur einen Teil von ihr. Neben ihrer Tätigkeit als Ärztin ist sie eine gefragte Expertin (unter anderem für ARD, WDR, MDR und SWR). Sie publiziert regelmäßig (Fach-)Artikel in zahlreichen Zeitschriften und Magazinen. Bei Kongressen und Tagungen ist sie eine beliebte Rednerin, denn auf der Bühne und bei ihren Vorträgen ist sie ganz in ihrem Element. Dabei verbindet sie einzigartig und unter vollem Körpereinsatz Wissen und Unterhaltung fundiert miteinander.

So wie sie spricht, schreibt sie auch: humorvoll, bildlich, klar verständlich, faszinierend – und ganz bestimmt niemals langweilig.

Weitere Bücher von Dr. Petra Sommer:

Immunfit forever: ISBN 978-3000127953

An der Leber links vorbei: ISBN 978-3-00-051140-0

Golf macht glücklich: ISBN 978-3-00-058712-2

Welchem Zwecke dient die Zecke? ISBN 978-3-00-060471-3

Wenn es zwickt, stinkt und knackt, leben wir noch: ISBN 978-3-00-065199-1

Bildnachweis

Seite 82: Iwan Petrowitsch Pawlow: Von Autor/-in unbekannt - http://ihm.nlm.nih.gov/images/B21072, Gemeinfrei, https://commons.wikimedia.org/w/index.php?curid=19270394

Seite 83: Pawlow'scher Reflex: Von Direcoes_anatomicas.svg: RhcastilhosClochette.png: Vincent Danetderivative work: MagentaGreen - Diese Datei wurde von diesen Werken abgeleitet:Direcoes anatomicas.svg:Clochette.png:, CC BY-SA 3.0, https://commons.wikimedia.org/w/index.php?curid=31998072

Seite 91: Samy Molcho: Von SPÖ Presse und Kommunikation - Sommerfest 2011 der SPÖUploaded by AleXXw, CC BY-SA 2.0, https://commons.wikimedia.org/w/index.php?curid=107267892

Seite 96: Nase: Bild von alaxvav auf pixabay

Seite 98: Riechen: Bild von PublicDomainPictures auf pixabay

Seite 111: Schokolade: Bild von alexanderstein-45237 auf pixabay

Seite 141: grinsendes Baby: Bild von jenmax auf depositphotos.com

Seite 145: VW-Käfer: Bild von brennermatthias-16576755 auf pixabay

Seite 148: Auswirkung des Pratfalls auf den Cortisolspiegel, © Dr. Petra Sommer

Seite 160: Coke: Bild von dwilliam-720409 auf pixabay

Seite 163: gute Vorsätze: Statista Global Consumer Survey (GCS), ©Statista 2022

Seite 172: Ernest Hemingway: Von Look Magazine, Photographer (NARA record: 1106476) - U.S. National Archives and Records Administration, Gemeinfrei, https://commons.wikimedia.org/w/index.php?curid=17194665

Seite 173: Eisberg-Methode: Von Created by Uwe Kils (iceberg) and User:Wiska Bodo (sky). - (Work by Uwe Kils) http://www.ecoscope.com/iceberg/, CC BY-SA 3.0, https://commons.wikimedia.org/w/index.php?curid=209674

Seite 179: 91 % Regel: © Dr. Petra Sommer

Seite 190: lachender Mann: Bild von alaxvav auf pixabay

Seite 195: Ice-Bucket-Challange: Von slgckgc - Doing the ALS Ice Bucket Challenge, CC BY 2.0, https://commons.wikimedia.org/w/index.php?curid=34806233

Seite 198: Ohr mit Shen-Man-Punkt: Bild von anemone123-2637160 auf pixabay

Seite 200: dänische Flagge: Bild von torben7400-772926 auf pixabay

Seite 207: Porträt Petra Sommer: © Dr. Petra Sommer

Quellenverzeichnis

Abel E. (2010). Smile intensity in photographs predicts longevity. Psychol Sci. 542-4. doi: 10.1177/0956797610363775. Epub 2010 Feb 26. .

Ader, R., Cohen, N. (1975). Behaviorally conditioned immunosuppression. In: Psychosom Med., 37(4), p. 333–340. DOI: 10.1097/00006842-197507000-00007

Baethge, A., Rigotti, T. (2010). Arbeitsunterbrechungen und Multitasking. Ein umfassender Überblick zu Theorien und Empirie unter besonderer Berücksichtigung von Altersdifferenzen. Hrsg. Bundesanstalt für Arbeitsschutz und Arbeitsmedizin. Dortmund/Berlin/Dresden

Barsky, A. et al. (2002). Nonspecific Medication Side Effects and the Nocebo Phenomenon. In: Journal of the American Medical Association, 287(5), p. 622–627. DOI: 10.1001/jama.287.5.622

Bernstein, D. M., Loftus, E. F. (2009). How to Tell If a Particular Memory Is True or False. In: Perspectives on Psychological Science, 4(4). DOI: 10.1111/j.1745-6924.2009.01140.x

Bingel, U. et al. (2011). The effect of treatment expectation on drug efficacy: imaging the analgesic benefit of the opioid remifentanil. In: Sci Transl Med., 3(70). DOI: 10.1126/scitranslmed.3001244

Bisby, J. A. et al. (2016). Opposing effects of negative emotion on amygdalar and hippocampal memory for items and associations. In: Social, Cognitive and Affective Neuroscience, 11(6), p. 981–990. DOI: 10.1093/scan/nsw028

Blank, T. et al. (2016). Brain Endothelial- and Epithelial-Specific Interferon Receptor Chain 1 Drives Virus-Induced Sickness Behavior and Cognitive Impairment. In: Immunity, 44(4), p. 901–12. DOI: 10.1016/j.immuni.2016.04.005

Brand, S. et al. (2010). High exercise levels are related to favorable sleep patterns and psychological functioning in adolescents: A comparison of athletes and controls. In: The Journal of Adolescent Health, 46(2), p. 133–141

Breus, M. (2017). Gutes Timing ist alles. Der richtige Zeitpunkt für Schlaf, Essen, Sex und fast alles andere. München: Goldmann Verlag

Brooks, M. (2006). This will hurt – and now we know why. In: The New Scientist, 192(2579), p. 12. DOI:10.1016/S0262-4079(06)61170-6

Buck, R. (1980). Nonverbal behavior and the theory of emotion: the facial feedback hypothesis. In: Journal of Personality and Social Psychology, 38(5), p. 811-824.

Buehler, R., Messervey, D., Griffin, D. (2005). Collaborative planning and prediction: Does group discussion affect optimistic biases in time estimation? In: Organizational Behavior and Human Decision Processes, 97(1), 47-63.

Burkart, M et al (2019). HNO 2019; 67: 440-448,

Casper, R. C., Tollefson, G. D., Nilsson, M. E. (2001). No gender differences in placebo responses of patients with major depressive disorder. In: Biol Psychiatry., 49(2), p. 158-160. DOI: 10.1016/s0006-3223(00)00966-5

Clark, A., Mach, N. (2016). Exercise-induced stress behavior, gut-microbiota-brain axis and diet: a systemativ review for athletes. In: J Int Soc Sports Nutr., 13(43). DOI:10.1186/s12970-016-0155-6

Devereux, J. et al. (2004). The role of work stress and psychological factors in the development of musculoskeletal disorders. Hrsg. Robens Centre for Health Ergonomics, University of Surrey, Guildford

Eschert, S. (2019). Warum George Clooney auch für Büroklammern werben könnte - psychologische Prozesse hinter Werbekampagnen, Markt- und Werbepsychologie, FOM Hoschschule, https://www.claussen-simon-stiftung.de/media/filer_public/9c/58/9c582e90-67ea-43e3-8fed-29ee6fd1aa1f/einfwerbe-seschert.pdf

Fischhoff, B. (1975). Hindsight ≠ foresight: the effect of outcome knowledge on judgement under uncertainty. In: Journal of Experimental Psychology: Human Perception and Performance, 1(3), p. 288–299. DOI:10.1136/qhc.12.4.304

Flor, H., Kamping, S. (o. J.). Stress und Schmerz – psychologische und neurobiologische Befunde. Institut für Neuropsychologie und Klinische Psychologie, Zentralinstitut für Seelische Gesundheit, Medizinische Fakultät Mannheim, Universität Heidelberg.

Fürstenberg, S. (2015). Von Eulen und Lerchen: Die unterschiedliche Erholungswirkung von verschiedenen Pausenaktivitäten bei Chronotypen, Diplomarbeit zur Erlangung des akademischen Grades Magistra rerum naturalium, Naturwissenschaftliche Fakultät der Karl-Franzens-Universität Graz, Institut für Psychologie, Abteilung für Arbeits-, Organisations- und Umweltpsychologie

Gächter, S., Johnson E. J., Hermann, A. (2021). Individual-Level Loss Aversion in Riskless and Risky Choices. DOI: 10.1007/s11238-021-09839-8

Graham, D., Perry, R. P. (1976). Limitations in generalizability of the physical attractiveness stereotype: The self-esteem exception. In: Canadian Journal of Behavioural Science, 8(3), p. 265

Hartmann, U. (2000). Sexuelle Funktionsstörungen – Psychosomatische Aspekte bei Erektionsstörungen. In: Dtsch Ärztebl., 97(10): A-615 / B-534 / C-488.

Hass CJ et al. (2015). Unexpected Dual Task Benefits on Cycling in Parkinson Disease and Healthy Adults: A Neuro-Behavioral Model. PLoS One, Published May 13 2015. doi: 10.1371/journal.pone.0125470

Heidt, T. et al. (2014). Chronic variable stress activates hematopoietic stem cells. In: Nature Medicine, 20(7), p. 754–758. DOI: 10.1038/nm.3589

Helmreich, R., Aronson, E., LeFan, J. (1970). To err is humanizing sometimes: Effects of self-esteem, competence, and a pratfall on interpersonal attraction. In: Journal of Personality and Social Psychology, 16(2), p. 259

Hemingway, E. (1932). Death In the Afternoon. New York: Scribner's, p. 192

Hoc, S. (2003). Psychoneuroimmunologie: Stress erhöht Infektanfälligkeit, PP 10(2), S. 83

Hollstein, T. (2020). Übergewicht: Gestörte Kommunikation. Dtsch Arztebl., 117(3): A-74 / B-67 / C-67

https://de.statista.com/infografik/20354/zeitraum-den-die-befragten-ihre-guten-vorsaetze-einhalten/

https://de.statista.com/statistik/daten/studie/670339/umfrage/umfrage-zu-gesundheitlichen-beschwerden-und-stresshaeufigkeit-in-deutschland/

https://de.wikipedia.org/wiki/Embodiment

https://de.wikipedia.org/wiki/Ernest_Hemingway

https://de.wikipedia.org/wiki/Goal-Gradient-Effekt

https://de.wikipedia.org/wiki/Halo-Effekt

https://de.wikipedia.org/wiki/Iwan_Petrowitsch_Pawlow

https://de.wikipedia.org/wiki/Petrichor

https://de.wikipedia.org/wiki/Pratfall-Effekt

https://de.wikipedia.org/wiki/Samy_Molcho

https://de.wikipedia.org/wiki/World_Happiness_Report

https://en.wikipedia.org/wiki/Baker-Miller_pink

https://insidetesla.de/franz-von-holzhausen-tesla-design/

https://lexikon.stangl.eu/6346/striatum.

https://www.dasgehirn.info/grundlagen/anatomie/der-paleocortex

https://www.horizonte-magazin.ch/2018/06/05/fuenf-sterne-ist-das-selbst-bezahlte-essen-wert/

https://www.lajkonik-content.de/verkaufspsychologie/verlustaversion/

https://www.lungenaerzte-im-netz.de/news-archiv/meldung/article/flaches-atmen-schadet-der-gesundheit/

https://www.nobelprize.org/prizes/medicine/2017/press-release/

https://www.nzz.ch/wissenschaft/medizin/direkter-draht-zum-hirn-verkannter-geruchssinn-ld.134990

https://www.spiegel.de/geschichte/60-jahre-us-kaefer-a-948123.html

https://www.wissenschaft.de/gesundheit-medizin/der-geruchssinn-und-die-erinnerungen-das-passiert-in-unserem-kopf/

https://www.zeit.de/wissen/gesundheit/2016-04/who-weltbank-weltwirtschaft-depression-angst-kosten

Kahneman, D., Tversky, A. (1979). Intuitive prediction: biases and corrective procedures. In: TIMS Studies in Management Science, 12, p. 313–327

Kahneman, D., Tversky, A. (1979). Prospect theory: An analysis of decision under risk. In: Econometrica, 47(2), p. 263–291

Kaplan, R. L. et al. (2015). Emotion and False Memory, In: Emotion Review 8(1). DOI:10.1177/1754073915601228

Keller, A. et al. (2012). Does the perception that stress affects health matter? The association with health and mortality. In: Health Psychology, 33(5), p. 677–684

Klengel, T. et al. (2012). Allele-specific FKBP5 DNA demethylation: a molecular mediator of gene-childhood trauma interactions. In: Nature Neuroscience 16(1). DOI: 10.1038/nn.3275

Kunz, C. (2022). der-hemingway-effekt-unterbrechung-fuer-mehr-erfolg, https://www.papershift.com/blog/

L. Dennis (2020). Prospect Theory, Verlustaversion: Warum empfindet man Verluste stärker als Gewinne? Forschung & Wissen

Lee, S.-J., Depoortere, Inge, Hatt, H. (2019). Therapeutic potential of ectopic olfactory and taste receptors. In: Nature Reviews Drug Discovery, 18(2), p. 116–138. DOI: 10.1038/s41573-018-0002-3

Levitin, D. J. (2015). Why the modern world is bad for your brain. In: The Guardian (18.01.2015)

Liston, C. et al. (2009). Psychosocial stress reversibly disrupts prefrontal processing and attentional control. In: PNAS, 106 (3), p. 912–917

Loh, K. K., Kanai, R. (2014). Higher Media Multi-Tasking Activity Is Associated with Smaller Gray-Matter Density in the Anterior Cingulate Cortex. In: PLoS ONE, 9(9). DOI.org/10.1371/journal.pone.0106698

Lovallo, D., Kahneman, D. (2003). Delusions of Success: How Optimism Undermines Executives' Decisions. In: Harvard Business Review, 81(7), p. 56–63

Lutz, H. (2017). Life Kinetik. Bewegung macht Hirn. Aachen: Meyer & Meyer Verlag

Mai, J., Rettig, D, (2011). Warum hinterher immer alle klüger sind, WirtschaftsWoche

Mai, J. (2021). Hindsight Bias: Warum wir selten aus Fehlern lernen, www. karrierebibel.de/hindsight-bias/

Madison, A. et al. (2021). Psychological and Behavioral Predictors of Vaccine Efficacy: Considerations for COVID-19. In: Perspect Psychol Sci., 16(2), p. 191–203. DOI: 10.1177/1745691621989243

Manchia M. et al. (2021). The impact of the prolonged COVID-19 pandemic on stress resilience and mental health: A critical review across wavesT. In: Eur Neuropsychopharmacol, 55, p. 22-83. DOI: 10.1016/j.euroneuro.2021.10.864.

McEwen, B. (2016). In pursuit of resilience: stress, epigenetics, and brain plasticity. In: Annals of the New York Academy of Sciences, 1373(1), p. 56–64

Meador, C. F. (1992): Hex Death: Voodoo Magic or Persuasion? In: Southern Medical Journal, 85(3), p. 244–247. PMID 1546347

Melamed S., Shirom A., Toker S., Shapira I. (2006). Burnout and Risk of Type 2 Diabetes: A Prospective Study of Apparently Healthy Employed Persons. In: Psychosomatic Medicine, 68(6), p. 863–869.

Merkle, W. (2012). Burnout - Boreout - Zwei Seiten einer Medaille, DVD.

Mitchell, T. R. (1997). Temporal Adjustments in the Evaluation of Events: The „Rosy View". In: Journal of Experimental Social Psychology, 33(4). DOI.org/10.1006/jesp.1997.1333

Myers, D. G. (2014). Psychologie. Berlin, Heidelberg: Springer. DOI.org/10.1007/978-3-642-40782-6

Nickolaus, B. (2013). Schlafstörungen: „Sozialer Jetlag" und seine Folgen. In: Dtsch Arztebl., 110(1-2): A-26 / B-24 / C-24.

Olds, J., Milner, P. (1954). Positive reinforcement produced by electrical stimulation of septal area and other regions of rat brain. In: J. Comp. Physiol. Psychol., 47, p. 419–427

Olpe, H. R., Seifritz, E. (2014). Bis er uns umbringt? Wie Stress die Gesundheit attackiert – und wie wir uns schützen können, Bern: Hogrefe

Paul, M. et al. (2016). Acute stress influences the discrimination of complex scenes and complex faces in young healthy men. In: Psychoneuroendocrinology, 66(125). DOI:10.1016/j.psyneuen.2016.01.007

Pongratz, G. (2021). Das gestresste Immunsystem und Autoimmunität. In: Akt Rheumatol, 46(3), p. 258–266. DOI: 10.1055/a-1389-7949

Proust, M., Fischer, B-J-. (Herausgeber, Übersetzer) (2017). Kindle Ausgabe Auf der Suche nach der verlorenen Zeit, Stuttgart: Reclam Philipp Jun.

Putilov, A. A. et al. (2019). There is more to chronotypes than evening and morning types: Results of a large-scale community survey provide evidence for high prevalence of two further types. In: Personality and Individual Differences, 148 (1 October). DOI.org/10.1016/j.paid.2019.05.017

Quervain, D. de, Schwabe, L., Roozendaal, B. (2016). Stress, glucocorticoids and memory: implications for treating fear-related disorders. In: Nature Reviews Neuroscience, 18 (1), p. 7–19. DOI:10.1038/nrn.2016.155

Rosenzweig, P. et al. (1993): The placebo effect in healthy volunteers: influence of experimental conditions on the adverse events profile during phase 1 studies. In: Clin Pharmacol Ther., 54(5), p. 579–583. DOI: 10.1038/clpt.1993.190

Rothlin, P., Werder, P. R. (2007). Diagnose Boreout. Warum Unterforderung im Job krank macht, München: Redline

Sapolsky, Robert M. (2015). The Benefits of Mind-Wandering. In: The Wall Street Journal

Schlüter, C., Fraenz, C., Pinnow, M. (2018). The Structural and Functional Signature of Action Control. In: Research in PubMed, 29(10). DOI.org/10.1177/0956797618779380

Schulz, K.-H., Gold, S. (2006). Psychische Belastung, Immunfunktionen und Krankheitsentwicklungen. In: Bundesgesundheitsblatt – Gesundheitsforschung – Gesundheitsschutz, 8, S. 759-772

Seyle, H. (1950). The Physiology and Pathology of Exposure to STRESS. Montreal: ACTA Medical Publishers

Shaw, J., Porter, S. (2015). Constructing Rich False Memories of Committing Crime. In: Psychological Science, 26(3). DOI.org/10.1177/0956797614562862

Sommer, P. et al. (2004). Immunfit forever. Gesund und fit bis 100. ArsNova-Verlag, Bad Sobernheim

Song, H. et al. (2019). Stress related disorders and risk of cardiovascular disease: population based, sibling controlled cohort study. In: BMJ, 365(1255). DOI: 10.1136/bmj.l1255

Spence, C. (2018). Gastrologik: Die erstaunliche Wissenschaft der kulinarischen Verführung. München: C.H. Beck

Spengler, D. (2010). Gene lernen aus Stress. Forschungsbericht 2010. München: Max-Planck-Institut für Psychiatrie

Spitzer, M. (2010). Medizin für die Bildung: Ein Weg aus der Krise. Heidelberg: Spektrum – Akad. Verlag

Stangl, W. (2022). Konzentrationsspanne. Online-Lexikon für Psychologie und Pädagogik. https://lexikon.stangl.eu/6553/konzentrationsspanne

Stangl, W. (2022, 2. Oktober). Marmeladen-Paradoxon – Online-Lexikon für Psychologie und Pädagogik.

Stangl, W. (2022, 9. Oktober). Planning fallacy – Online-Lexikon für Psychologie und Pädagogik. https://lexikon.stangl.eu/33838/planning-fallacy

Stangl, W. (2022, 9. Oktober). Striatum – Online Lexikon für Psychologie und Pädagogik.

Statista Global Consumer Survey (GCS), ©Statista 2022

Storch M., Theiss C. (o. J.) Wie die Körperhaltung die Psyche beeinflusst. In: UGBforum, 6(18), S. 294–297

Strack, F., Martin, L. L., Stepper, S. (1988). Inhibiting and Facilitating Conditions of the Human Smile: A Nonobtrusive Test of the Facial Feedback Hypothesis. In: Journal of Personality and Social Psychology, 54(5), p. 768–777. DOI:10.1037/0022-3514.54.5.768

Sudhaus S. et al. (2015). Associations between fear-avoidance and endurance responses to pain and salivary cortisol in the context of experimental pain. In: Psychoneuroendocrinology, 52C(1), p. 195–199. DOI:10.1016/j.psyneuen.2014.11.011

Tamaki, M., Bang, J., Watanabe, T., Sasaki, Y., Night (2016). Watch in One Brain Hemisphere during Sleep Associated with the First-Night Effect in Humans, in Current Biology.

TK-Studie (2021). Entspann dich Deutschland. TK-Stressstudie 2021

Vasan RS. et al. (2022). Lifetime Risk of Heart Failure Among Participants in the Framingham Study. J Am Coll Cardiol 2022; 79:250–63

Voelpel, S. (2016). Entscheide selbst, wie alt du bist. Was die Forschung über das Jungbleiben weiß. Reinbek: Rowohlt

Voelpel, S. (2020). Die Jungbrunnen-Formel. Wie wir bis ins hohe Alter gesund bleiben. Hamburg: Rowohlt

Wiessmann, F. (2010). Multitasking und Informationsmanagement. Hrsg. Unfallkasse Post und Telekom. Tübingen

Wittenbrink, N. (2018). High-accuracy determination of internal circadian time from a single blood sample. In: J Clin Invest., 128(9), p. 3826–3839. DOI.org/10.1172/JCI120874